SingLiesel

Kinder, Küche, tralala …

Die schönsten Familien-Geschichten aus früheren Tagen

von Günter Neidinger

Autor:
Günter Neidinger

Illustrationen:
Nikolai Renger

Experten-Beirat:
Dr. phil. Marion Bär, Diplom-Gerontologin
Dr. med. Franziska Gaese, Fachärztin für Psychiatrie und Psychotherapie
Irmgard Hauser, Pflegedienstleiterin
Christine Indlekofer, Gerontopsychiatrische Fachkraft
Dr. med. Miriam Tönnis, Fachärztin für Neurologie
Barbara Weinzierl, Diplom-Musiktherapeutin
Dr. Dieter Czeschlik, verlegerischer und wissenschaftlicher Berater

Verlegerische Gesamtleitung:
Christian Jungermann

Herausgeber:
SingLiesel Verlag

Printed in China

ISBN 978-3-944360-52-2

www.singliesel.de

Vom Aufräumen

Das Aufräumen mochte Lisa gar nicht leiden. Nach dem Umzug in die Stadt hatte sie ein eigenes Zimmer bekommen, da war noch mehr Platz für Unordnung: Kleider auf dem Boden, Schuhe wild durcheinander, Spielsachen auf dem Tisch, an dem sie die Hausaufgaben machen sollte, Schulbücher unter dem Bett.

Familie Petermann war nämlich vom Land in die Stadt gezogen. Den Kindern, das waren die Zwillinge Robert und Lisa, war der Umzug nicht leicht gefallen.

„Hier hat es Papa viel näher zu seiner Arbeitsstelle“, erklärte ihnen die Mutter.

„Mit der Straßenbahn sind es nur ein paar Minuten“, nickte der Vater.

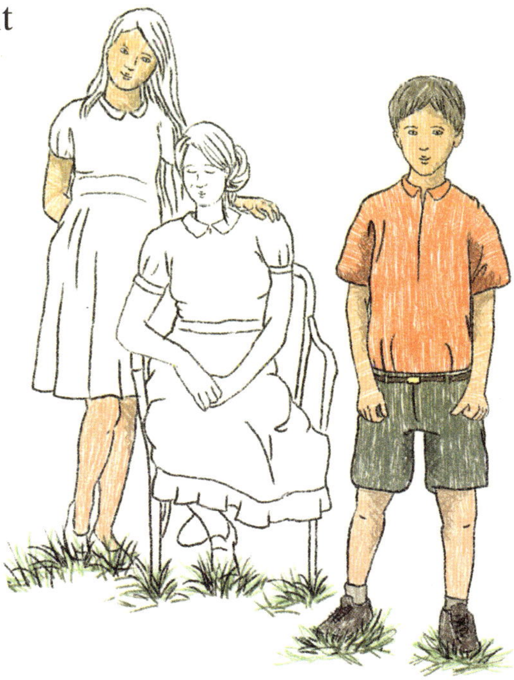

Das stimmte. Die Wege waren hier in der Stadt viel kürzer. Um die Ecke gab es genug Läden, in denen man Lebensmittel kaufen konnte. Sie waren alle zu Fuß zu erreichen.

„Vielleicht reicht das Geld, das wir dabei sparen, für einen Urlaub an der Nordsee“, meinte die Mutter augenzwinkernd.

Das schien zu wirken! Von den gemeinsamen Ferien an der Nordsee schwärmten die Zwillinge Robert und Lisa heute noch.

„Eigentlich haben wir es ja nicht weit zur Schule“, meinte Lisa.

„Wenn wir zu Fuß gehen, sparen wir die Fahrkarten“, sagte Robert.

„Dann reicht es bestimmt für den Urlaub“, lachte der Vater.

Doch bis zu den großen Ferien dauerte es noch eine Weile. Inzwischen hatten sich die Kinder in der neuen Umgebung gut eingelebt und neue Freundinnen und Freunde gefunden. Auch Frau Petermann hatte Glück. In der Nähe machte ein Geschäft für Damenmoden neu auf. Und da sie Verkäuferin gelernt hatte, konnte sie dort halbtags arbeiten.

Im Haushalt änderte sich einiges. Alle mussten jetzt ein wenig mithelfen. Vor allem das Zimmer aufräumen! Jeder der Zwillinge hatte in der neuen Wohnung ein eigenes Zimmer bekommen. Vorher hatten sie sich eines teilen müssen.

Anfangs ging alles gut. Doch mit der Zeit fand Lisa die Arbeit lästig. Schließlich konnte es den anderen doch egal sein, wie es in ihrem Zimmer aussah!

Aber da hatte sie sich geirrt. Ihre Mutter, Frau Petermann, war davon nicht begeistert.

„Wie wäre es, wenn du mal aufräumen würdest?“, fragte sie.

„Ich finde mich zurecht“, meinte Lisa schnippisch.

Jeden Tag das gleiche Spiel. Frau Petermann mahnte, ihre Tochter stellte sich taub.

„Nimm dir ein Beispiel an deinem Bruder!“, versuchte es die Mutter.

„Ihr geht mir alle auf den Wecker!“, rief Lisa trotzig und knallte die Tür zu.

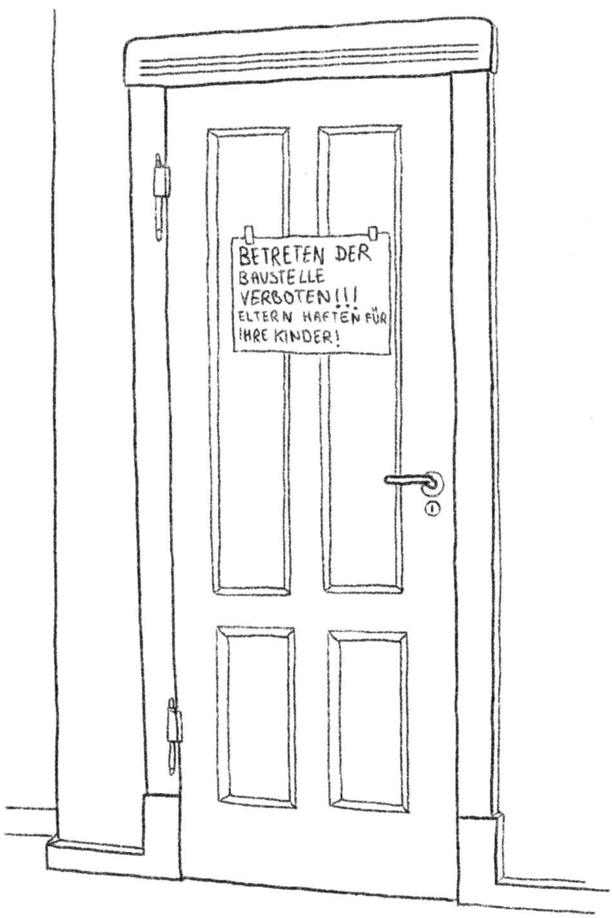

Robert fand das lustig. Er malte ein Schild und hängte es an Lisas Zimmertür.

„Betreten der Baustelle verboten“, stand darauf.

Und darunter war noch zu lesen: „Eltern haften für ihre Kinder!“

„Ich lehne jede Haftung ab“, lachte die Mutter.

Frau Petermann hatte es sich abgewöhnt, sich über solche Dinge aufzuregen. Und ihre Geduld schien sich auszuzahlen.

Eines Tages suchte Lisa ihr neues Buch, das sie zum Geburtstag bekommen hatte.

„Mama, weißt du, wo mein Buch ist?“, fragte sie die Mutter.

„Bestimmt irgendwo in deinem Durcheinander!“, meinte diese.

Lisa suchte verzweifelt. Sie hatte ihrer Freundin Nadja versprochen, ihr das Buch auszuleihen. Was für eine Blamage, wenn sie es nicht finden würde!

„Wie wäre es, wenn du mitsuchen würdest“, versuchte sie, ihren Bruder einzuspannen.

„Geht nicht“, antwortete Robert und zeigte auf das Schild an der Tür.

Wütend riss Lisa es weg.

„Und jetzt?“, rief sie und schaute ihn herausfordernd an.

„Geht trotzdem nicht“, sagte Robert und las in seinem Buch weiter.

Lisa fühlte sich ganz allein. Schließlich begann sie, einige Spielsachen vom Boden aufzuheben, die verstreuten

Rätselhefte einzusammeln und auch die Kleider vom Boden wegzuräumen. Und ohne es eigentlich zu wollen, hatte sie bald Ordnung in ihr Zimmer gebracht. Unter ihrem Turnbeutel fand sie schließlich das gesuchte Buch – und im Turnbeutel entdeckte sie einen großen roten Apfel – den hatte sie neulich ganz vergessen! Jetzt biss sie mit Vergnügen hinein.

„Na, siehst du, so schön kann Aufräumen schmecken!", sagte die Mutter und lächelte.

„Darf ich auch mal vom Apfel abbeißen?", fragte ihr Bruder.

Opa und das Rennauto

Heute war es wieder einmal so weit. Opa und Oma freuten sich auf den Besuch ihrer Enkelkinder Robert und Lisa. Die beiden fröhlichen Kinder waren Zwillinge.

Als Robert und Lisa mit ihren Eltern noch auf dem Land lebten, war es ein Katzensprung zu Oma und Opa.

Seit die Familie in der Stadt wohnte, konnten sie Oma und Opa nicht mehr so oft besuchen.

„Mit dem Fahrrad ist es zu weit“, meinte der Vater.

Zum Glück gab es eine Busverbindung. So konnten die Kinder am Wochenende alleine zu den Großeltern auf den Schäferhof fahren.

Mit der Linie 18 schaukelten die Zwillinge auch heute die knapp fünfzig Kilometer übers Land. Oma und Opa wohnten jetzt allein auf dem Bauernhof. Die meisten Felder waren verpachtet, das Vieh verkauft.

Aber Hector, der alte Hofhund, strolchte noch um Haus und Hof. Und die Katze Minka lag meistens gelangweilt auf dem leeren Hasenstall und sonnte sich.

Doch jetzt waren Robert und Lisa da! Hector lief etwas schneller als üblich. Minka streckte sich und verließ ihr vertrautes Plätzchen. Opa fühlte sich um Jahre jünger und Oma zauberte mal wieder einen herrlichen Kirschkuchen aus dem Ofen.

Und die Zwillinge? Unbeschwert genossen sie die Zeit bei Oma und Opa. Heute durchstöberten sie die Scheune. Hinter einer Bretterwand entdeckten sie ein seltsames Fahrzeug.

„Das ist eine Seifenkiste“, erklärte Opa, „die hat euer Vater gebaut, als er noch klein war.“

„Eine Seifenkiste?“, wunderte sich Lisa.

„Ja“, sagte Opa, „damit sind die Buben damals Wettrennen gefahren.“

„Toll!“, meinte Robert. „Das wäre was für uns!“

Für die nächsten Stunden waren die Kinder beschäftigt. Das Gefährt musste wieder fahrtüchtig gemacht werden. Sie reparierten, polierten und schmierten das Vehikel. Mit der Zeit war es wieder fahrbereit und glänzte wie eine Speckschwarte. Die Probefahrt konnte beginnen.

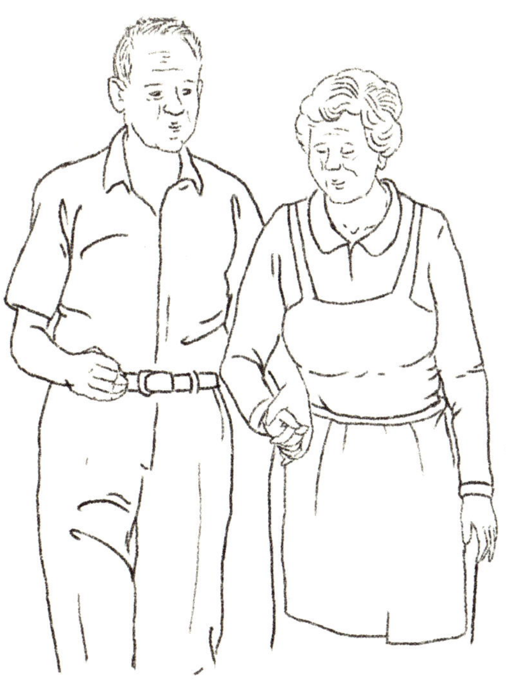

Wie zwei Rennfahrer sausten Robert und Lisa abwechselnd die Dorfstraße hinunter. Wie der Fahrtwind Lisa die Haare aus dem Gesicht blies! Wie viel Spaß es Robert machte, auf der tollen Fahrt auch noch laute Jubelschreie auszustoßen! Zum Glück hielt sich der Autoverkehr hier in Grenzen.

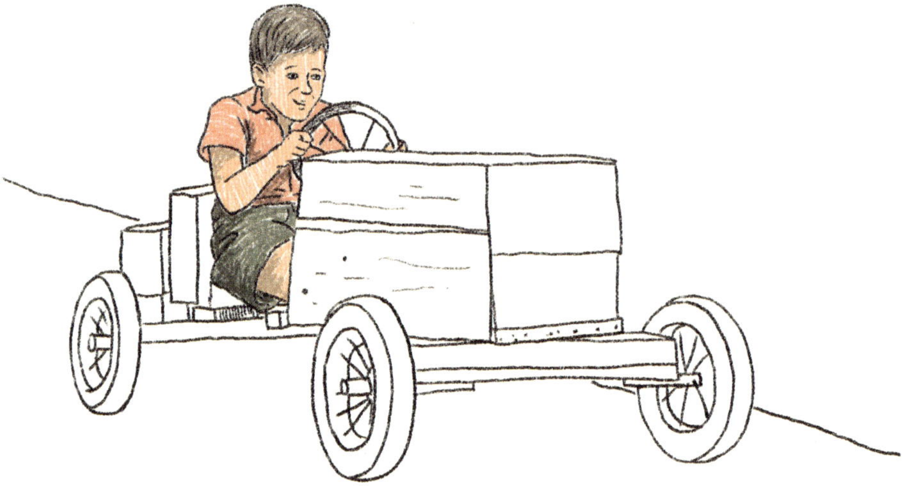

„Mal sehen, ob ich es auch noch kann“, sagte Opa plötzlich.

„Au fein, Opa!“, riefen die Zwillinge.

Und tatsächlich! Opa zwängte sich in die Kiste und ratterte los. Oma kam aus dem Haus.

„Jetzt ist er übergeschnappt!“, rief sie entsetzt.

Inzwischen hatte Opa Fahrt aufgenommen. Er strahlte übers ganze Gesicht und fühlte sich wieder wie zwanzig.

„Nicht so schnell!“, schrie Oma.

Doch Opa hatte Spaß an der Höllenfahrt. Jetzt noch die Kurve!

„Du musst bremsen!“, brüllte Robert.

Es war zu spät. Die Seifenkiste hatte sich einen anderen Weg ausgesucht. Schnurstracks steuerte sie auf den Dorfweiher zu und … platsch … landete sie samt Opa im Wasser!

Zum Glück konnte Opa schwimmen. Prustend und triefend entstieg er dem Tümpel.

„Bin halt doch keine zwanzig mehr“, grinste er.
„Ein alter Esel bist du“, schimpfte Oma.
„Opa, du warst einfach toll!“, lachten die Kinder.

Oma beruhigte sich bald. Ein bisschen stolz war sie schon auf ihren Oskar!

„Du bist ein verrückter Kerl!“, meinte sie am Abend und lächelte milde.

Schnitzel mit Soße

„Was wollt ihr am Sonntag essen?“, fragte Frau Petermann ihre Lieben.

„Schnitzel!“, rief Robert sofort.

Schnitzel aß Robert für sein Leben gern. Am liebsten mit Nudeln, Soße und Salat.

„Kartoffelpuffer mit Apfelmus!“, wünschte sich Lisa.

Kartoffelpuffer, das war Lisas Lieblingsessen. Aber da hatte sie schlechte Chancen. Papa mochte das nicht. Und so machte Mama meistens nur werktags Kartoffelpuffer. Dann aß Papa in der Kantine.

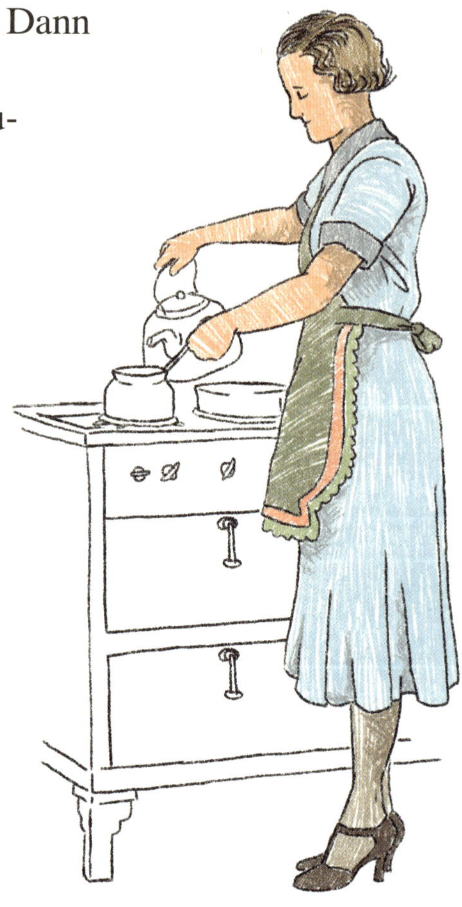

„Wie wäre es mit Sauerbraten mit Kartoffelklößen?“, fragte Papa und schmatzte dabei genießerisch.

Es war ihm anzusehen, wie er danach lechzte. Schon bei dem Gedanken daran lief ihm das Wasser im Mund zusammen.

Auch Robert und Lisa mussten zugeben, dass Mamas Sauerbraten am besten schmeckte. Höchstens der von Oma war ähnlich gut.

„Dafür ist es zu spät“, meinte Frau Petermann, „den muss ich ein paar Tage vorher einlegen.“

„Den gibt es auch eingelegt zu kaufen“, versuchte ihr Mann einzuwenden.

Doch darauf ließ sich seine Frau nicht ein. Den Sauerbraten musste sie nach ihrem eigenen Rezept einlegen. Da machte sie keine Kompromisse.

„Also doch Schnitzel!“, frohlockte Robert.

Und da keiner Einwände äußerte, einigte man sich auf dieses Gericht.

„Aber bitte mit Soße!“, sagte Papa.

„Wiener Schnitzel isst man nicht mit Soße“, erklärte Mama.

Herr Petermann war da anderer Ansicht. Für ihn war Schnitzel ohne Soße unvorstellbar.

„Wir sind hier nicht in Wien“, meinte er.

Frau Petermann kannte die Argumente ihres Mannes nur zu gut. Schon immer hatte er Schnitzel mit Soße gegessen. Und als Kind Nudeln mit Soße, Kartoffelbrei mit Soße und sogar Kartoffelsalat mit Soße.

„Igitt!“, entfuhr es ihr, wenn sie nur daran dachte.

Trotzdem kochte sie ihm jedes Mal seine geliebte Soße. Sie musste sie ja nicht essen! Für sich machte sie extra ein paar Salzkartoffeln.

„Jedem Tierchen sein Pläsierchen“, sagte sie immer.

An diesem Sonntag kochte die Familie Petermann zusammen.

„Wenn jeder mithilft, können wir danach noch in den Zoo gehen“, sagte sie.

Die Zwillinge waren begeistert. Im Zoo war es immer interessant, besonders seit die drei kleinen Schneeleoparden zu sehen waren. Die zwei Kätzchen und der Kater waren drei Monate alt und sahen niedlich aus. Jetzt durften sie ins Freigehege und waren natürlich die Attraktion des Tierparks.

„Und auf dem Heimweg noch ein Eis?“, wollten die Zwillinge wissen.

„Genehmigt!“, lachte der Vater.

„Erst die Arbeit, dann das Vergnügen“, mahnte die Mutter.

Also halfen Robert und Lisa eifrig mit. Und Papa ausnahmsweise auch!

Mama panierte die Schnitzel und kochte eine besonders leckere Soße. Von Fertigsoßen hielt sie nicht viel. Danach wusch sie den Salat, jedes Blatt einzeln, damit sich ja kein noch so kleines Tierchen darin versteckte. Papa kochte die Nudeln. Robert und Lisa deckten inzwischen den Tisch. Mit den Kerzen und den Blumen sah er richtig festlich aus!

Alle freuten sich auf das Essen. Jetzt noch das Fleisch braten, die Nudeln abgießen und den Salat anmachen. Dann konnte es losgehen.

„Guten Appetit!“, wünschte Mama.

Ein zustimmendes Gemurmel war die Antwort.

Natürlich schöpfte Papa tüchtig Soße. Mama schaute dabei weg. Für sie war das unbegreiflich!

„Gell, Papa, ohne Soße schmeckt es nur halb so gut!“, sagte Robert.

„Wie der Vater, so der Sohn!“, murmelte Mama vor sich hin.

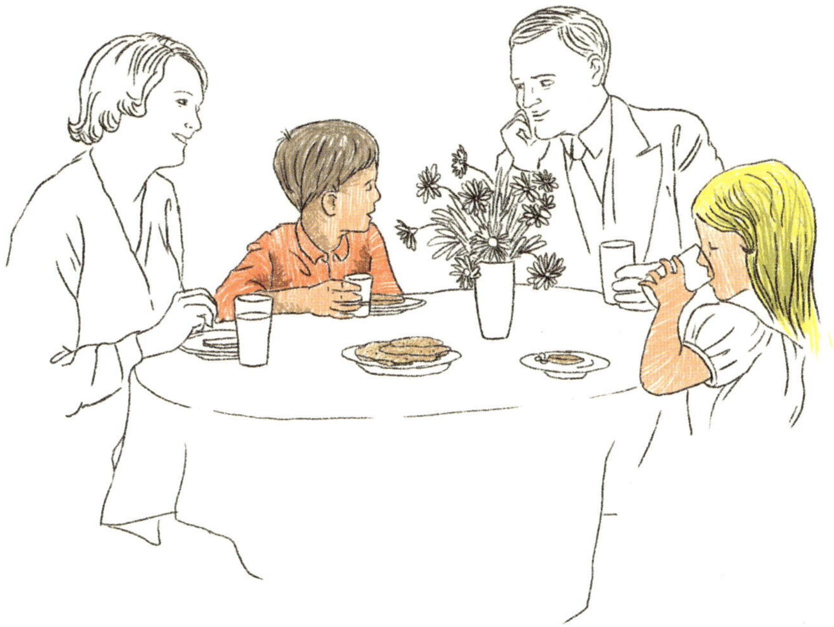

„Aber deine Soßen sind die besten Soßen auf der Welt!“, stellte Lisa fest.

„Genau!“, pflichteten Papa und Robert ihr bei.

Frau Petermann gab sich geschlagen.

„Ihr seid mir so ein Soßenverein!“, sagte sie nur und lächelte.

Oma und ihr Federvieh

Der ganze Stolz von Oma Agnes war ihr Hühnerstall. Die vierzehn Hennen hatten es gut bei ihr. Alle hatten einen Namen. Von morgens bis abends durften sie auf der großen Wiese hinter dem Haus nach Herzenslust picken und scharren. Bei Einbruch der Dämmerung mussten sie aber in ihr Nachtquartier.

„Sonst holt euch der Fuchs“, sagte Oma und legte den Riegel vor.

In dieser Nacht gab es ein heftiges Gewitter. Der Sturm tobte und es regnete heftig. Auf der Hühnerstange rückten die Hennen ängstlich zusammen. So nah beieinander fühlten sie sich sicherer.

Auch die Enkelkinder Robert und Lisa wurden wach. Sie waren an diesem Wochenende wieder einmal zu Besuch bei Oma und Opa. Ein gewaltiger Donnerschlag hatte sie aus dem Schlaf gerissen. Oma kam im Nachthemd ins Zimmer geschlurft und brachte Kerzen und Streichhölzer.

„Falls der Strom ausfällt“, meinte sie.

Doch so schnell das Gewitter gekommen war, so rasch war es auch wieder vorüber. Es war, als hätte es sich mit dem Donnerschlag verabschiedet. Auch der Regen plätscherte nur noch leise vor sich hin. Bald kehrte in Haus und Hof wieder Ruhe ein.

Zum Glück schien am anderen Morgen die Sonne. Die schwüle Luft vom Vortag war verschwunden. Gut gelaunt öffnete Oma Agnes den Hühnerstall.

„Kommt, meine Lieben, euer Tisch ist gedeckt!“, rief sie und klatschte in die Hände.

Die vierzehn Hennen flatterten erwartungsvoll ins Grüne. Munter scharrten sie drauflos. Nach dem Unwetter war der Boden weich. Es gab Nahrung im Überfluss.

Auch die Zwillinge waren schon auf und schauten dem munteren Treiben vom Fenster aus zu. Plötzlich gerieten zwei Hennen in Streit. Sie hatten gleichzeitig einen Regenwurm entdeckt und stritten sich um die Beute. Jede zog an einem anderen Ende.

„Der wird ja immer länger“, wunderte sich Robert.

„Wenn sie ihn teilen, hat jede etwas“, sagte Lisa.

Doch Berta und Lotte, die beiden Hühner, dachten nicht daran. Im Nu war ein wilder Streit im Gange. Mit

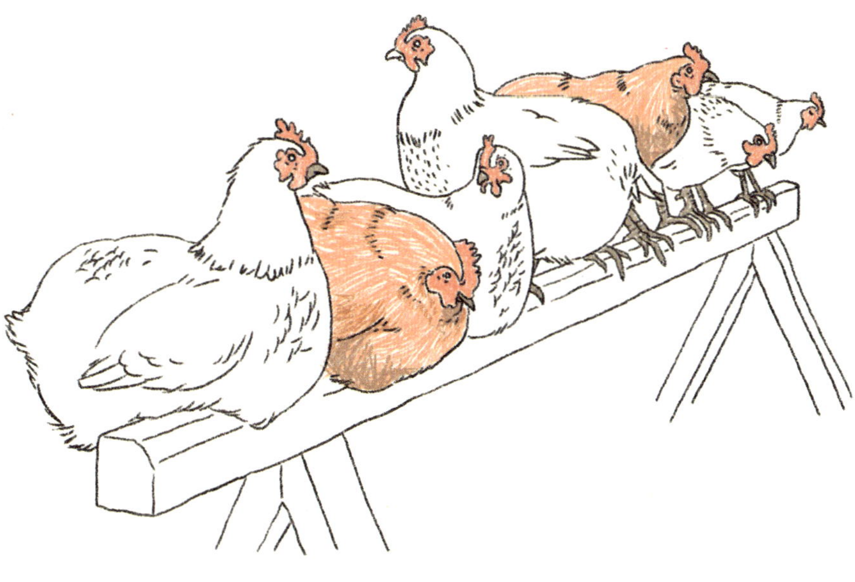

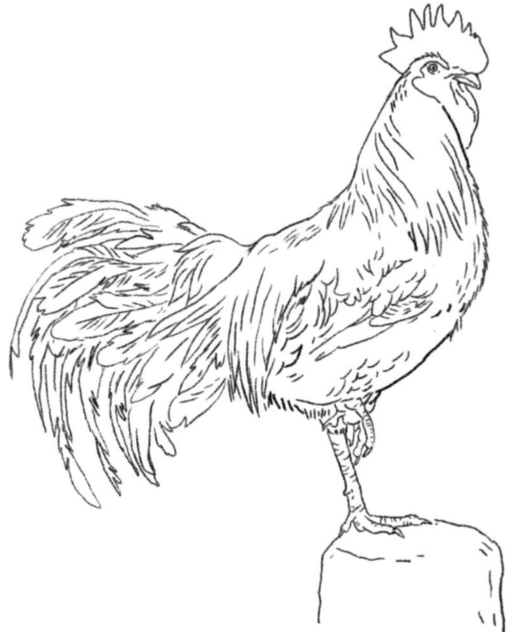

heftigem Flügelschlagen gingen sie aufeinander los. Den Wurm hatten sie längst vergessen.

Doch mit der Zeit ließen ihre Kräfte nach. Berta und Lotte schüttelten sich und zupften mit dem Schnabel ihr zerzaustes Gefieder zurecht. Verdutzt schauten sie sich um. Wo war der umkämpfte Regenwurm geblieben?

„Der war schlauer als sie“, lachte Lisa.

„Der hat sich schnell in Sicherheit gebracht“, nickte Robert.

Beim Frühstück erzählten sie von ihrer Beobachtung.

„Die Bezeichnung ‚dummes Huhn‘ kommt nicht von ungefähr“, meinte Opa.

Oma schüttelte den Kopf.

„Aber das Ei zum Frühstück lässt du dir schmecken!“, meinte sie.

Robert und Lisa sahen sich an. Hoffentlich ging der Hühnerstreit jetzt nicht am Frühstückstisch weiter! Doch da brauchten sie sich nicht zu sorgen. Opa stichelte manchmal gerne, wenn es um Omas Hühner ging.

„Schade, dass ihr keinen Hahn mehr habt!“, sagte Robert.

„Der war einigen Leuten aus der Stadt zu laut“, seufzte Oma.

Früher stolzierte noch ein Hahn auf dem Schäferhof herum. Doch seit auf dem Nachbarhof Feriengäste Urlaub machten, war es mit seiner Herrlichkeit vorbei. Nicht alle waren beglückt, in aller Frühe vom Hahnenschrei geweckt zu werden. Die Beschwerden häuften sich. Und da Oma mit den Nachbarn weiterhin in Frieden leben wollte, landete Alberto eines Tages im Suppentopf.

„Bei den Bremer Stadtmusikanten wäre er noch am Leben“, überlegte Lisa.

„Etwas Besseres als den Tod findest du überall“, posaunte Robert, „das hat der Esel in dem Märchen gesagt!“

Aber nicht alle Geschichten enden eben wie im Märchen.

Die Geburtstagsüberraschung

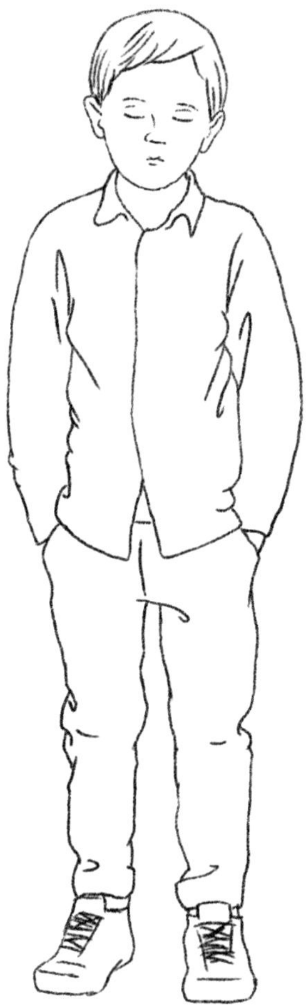

„Was könnte ich meinem Vater nur zum Geburtstag schenken?“ Das fragte sich der muntere Thomas schon seit einigen Tagen. Diesmal wollte ihm einfach nichts einfallen. Wo er doch sonst so viel Fantasie hatte – besonders, wenn es um Spiele und Streiche mit seinem Freund Robert ging.

Thomas und seine Eltern, die Semmelmaiers, wohnten neben der Familie Petermann. Thomas war so alt wie Robert und Lisa, die Zwillinge der Petermanns. Die Kinder gingen alle in dieselbe Klasse. Und da drei Kinder mehr wissen als nur eines, machten sie ab und zu am Nachmittag gemeinsam ihre Hausaufgaben. Thomas hatte keine Geschwister und freute sich, wenn er mit Robert und Lisa zusammen sein konnte.

„Es ist schön, wenn man nicht allein ist!“, sagte er eines Tages.

„Stimmt!“, meinte Robert. „Auch wenn die Schwester manchmal nervt!“

„Du gehst mir ab und zu auch auf den Wecker!“, protestierte Lisa.

Dann schauten sie sich an und mussten plötzlich lachen. Im Grunde verstanden sie sich gut. Und Thomas war in ihrem Bund der Dritte.

Die beiden Buben spielten seit ein paar Monaten zusammen Fußball in derselben Mannschaft im Sportverein. Thomas im Mittelfeld, Robert im Sturm! Lisa war in der Abteilung Geräteturnen.

Heute traf man sich bei Petermanns. Die Kinder waren allein zu Hause. Nach den Hausaufgaben blieb noch genügend Zeit für andere Dinge. Lisa holte ihre Kiste mit verschiedenen Spielen.

Plötzlich schlug sich Thomas an den Kopf. „Mein Papa hat morgen Geburtstag“, fiel ihm wieder ein, „was könnte ich ihm nur schenken?“

Sein Vater aß gern gefüllte Pralinen, am liebsten solche mit Kirschwasser. Aber sein letztes Taschengeld hatte Thomas gestern verprasst. Es hatte gerade noch für eine Bratwurst gereicht. Nur 27 Pfennig waren übrig geblieben. Zu wenig für Pralinen!

„Wir könnten einen Kirschkuchen backen“, schlug Lisa vor.

„Wir träufeln Kirschwasser darauf, dann hat er seine Pralinen“, meinte Robert.

„Aber ich kann nicht backen“, wandte Thomas ein.

„Zusammen kriegen wir das hin!“, sagte Lisa.

Also machten sie sich ans Werk. Robert kletterte auf den Stuhl und holte Mamas Buch mit den Backrezepten aus dem Regal. Im Inhaltsverzeichnis hatten sie bald das gewünschte Rezept gefunden.

Sie stellten die Zutaten für den Rührteig zusammen und wogen jeweils die genaue Menge ab. Beim Trennen von Eigelb und Eiweiß haperte es ein wenig. Immer wieder rutschte ein Dotter ins Eiweiß. Doch die Kinder gaben nicht auf. Inzwischen hatten sie schon siebzehn Eier verbraucht. Endlich hatten sie die geforderte Menge.

Jetzt musste nur noch alles in der Schüssel gerührt und zum Schluss das Eiweiß behutsam untergehoben werden.

„Sieht nicht übel aus", meinte Thomas, als der Teig auf dem Blech war.

„Jetzt noch die abgetropften Sauerkirschen drauf!", sagte Lisa.

„Und das Kirschwasser nicht vergessen!", erinnerte Robert.

Als der Kuchen endlich im Backofen war, spielten die Kinder weiter. Der Kuchen würde erst in fünfzig Minuten fertig sein. Doch ihr Spiel war so spannend, dass sie ihn glatt vergaßen.

Als Frau Petermann nach Hause kam, roch es bereits im Treppenhaus verbrannt. Erschrocken eilte sie gleich in die Küche. Aus dem Backofen rauchte es gewaltig. Sie riss das Fenster auf und holte das Kuchenblech aus dem Herd.

„Da haben wir ja noch mal Glück gehabt!", rief sie erleichtert.

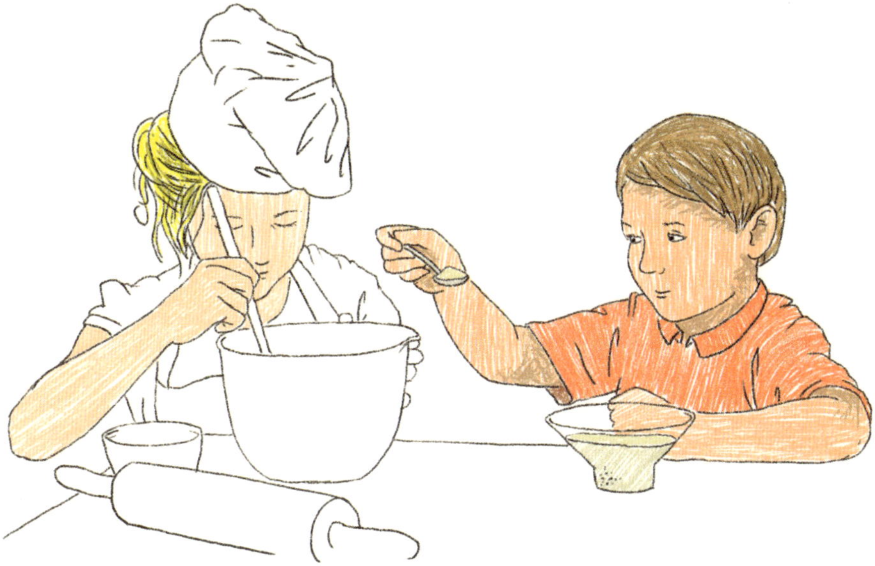

Es war nur etwas Teig übergequollen, und der war verbrannt. Daher der Qualm! Der Kuchen selber sah noch gut aus.

„Der ist für Thomas' Vater. Er hat morgen Geburtstag", erklärte Robert.

„Und die vielen Eier in der Schüssel?", fragte Frau Petermann etwas verärgert.

„Mit den Eiern hatten wir Probleme", seufzte Lisa, „wir konnten die Dotter von dem Eiweiß nur so schwer trennen."

„Ihr seid mir nicht die begabtesten Bäckergesellen", sagte die Mutter kopfschüttelnd, „nehmt euch lieber ein Beispiel an den Heinzelmännchen!" Sie seufzte beim Anblick der Küche. „Die Heinzelmännchen, die könnte ich jetzt auch zum Aufräumen gebrauchen – wie fing das Gedicht von ihnen an?"

Lisa holte ihr Lesebuch aus der Schultasche und las der Mutter vor: „Wie war zu Köln es doch vordem mit Heinzelmännchen so bequem ...“

Alle mussten über das lustige Gedicht lachen.

„Heute Abend gibt es Rühreier!“, meinte die Mutter.

„Jaaa!“, riefen Robert und Lisa begeistert. „Und der Thomas darf auch zum Essen bleiben, nicht wahr, Mama?“

Lisa und das störrische Pony

„Darf ich heute zu Nadja?“, fragte Lisa nach dem Essen.

„Wenn du mit deinen Schularbeiten fertig bist“, sagte die Mutter.

Lisas Freundin Nadja wohnte am Stadtrand. Dort ging es ruhig zu. Nadjas Eltern hatten ein Haus mit einem großen Garten. Und gleich nebenan lag der Hof ihrer Großeltern. Die Landwirtschaft hatten Nadjas Großeltern aufgegeben. Aber im Hof gackerten noch ein paar Hühner herum und im Stall standen drei Ponys.

Heute wollte Lisa also unbedingt ihre Freundin am Stadtrand besuchen. Frau Petermann kannte ihre Lisa: Meistens ließ sich ihre Tochter viel Zeit, wenn sie an ihrem Schreibtisch bei den Hausaufgaben saß. Die machte sie nicht so gerne. Vor allem Mathe nicht!

„Hausaufgaben sollten verboten werden“, murrte Lisa fast jedes Mal.

Doch wenn sie zu ihrer Freundin wollte, lief es plötzlich wie am Schnürchen. Im Nu waren die Aufgaben gelöst.

„Und die Ergebnisse stimmen sogar“, wunderte sich die Mutter.

Mit der Straßenbahn war es nicht weit bis zum Stadtrand. Lisa war die Strecke schon sehr oft gefahren. Sie musste nur einmal umsteigen. Am Marktplatz ging es mit der Linie 14 weiter. Diese fuhr bis zur Endstation. Von dort waren es keine fünf Minuten zu Fuß.

„Wir dürfen heute mit dem Ponywagen fahren“, empfing Nadja ihre Freundin.

Lisa strahlte. Mit dem Ponywagen zu fahren war etwas Besonderes. Sofort stürmten die Mädchen los.

Nadjas Opa war gerade dabei, den Ponyhengst Pedro einzuspannen. Heute wollte er eine Ladung Gras für seine Tiere holen. Voller Stolz nahm Lisa neben ihrer Freundin und Opa Albert auf dem Fahrersitz Platz. Nadja packte die Zügel, Opa Albert knallte mit der Peitsche in die Luft und los ging’s!

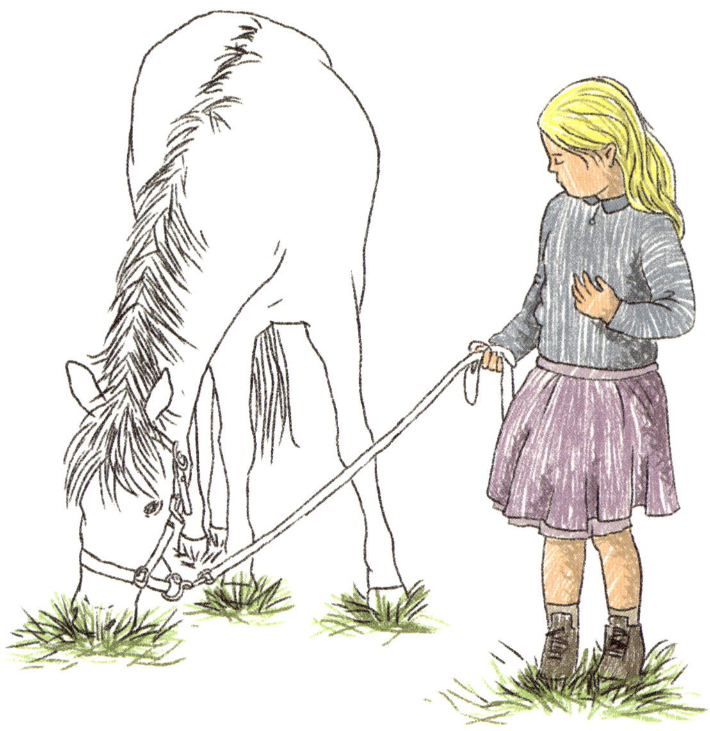

Einige Leute winkten. Sie kannten Opa Albert und seine Ponys. Pedro schien die Aufmerksamkeit zu genießen. Mit funkelnden Augen und wehender Mähne galoppierte er die Straße hinunter.

Auf der Wiese mähte Opa Albert etwas Gras. Wie früher nahm er dazu eine Sense. Dann lud er es auf den Wagen. Die Mädchen halfen ihm dabei. Und voll beladen ging es wieder auf die Heimfahrt.

„Wenn ihr wollt, könnte ihr die anderen Ponys von der Koppel holen“, sagte Opa Albert etwas später.

Natürlich wollten die Mädchen. Nadja kannte sich aus. Schon oft hatte sie den Ponys das Halfter umgelegt und sie auf dem Feldweg zurück in den Stall geführt.

„Darf ich das kleinere Pony führen?“, fragte Lisa.

„Meinetwegen“, lachte Nadja, „aber pass auf, es hat seinen eigenen Willen!“

Die Mädchen liefen los. Nadja ging mit dem größeren Pony voraus, Lisa trottete mit dem kleineren hinterher.

„Klappt ja bestens!“, meinte Lisa.

„Freu dich nicht zu früh!“, warnte Nadja.

Alles ging gut, bis sie an einem Apfelbaum vorbeikamen. Der ganze Boden war mit Äpfeln übersät. Schnurstracks steuerte das kleine Pony darauf zu.

Nadja drehte sich um.

„Du darfst es nicht so viel fressen lassen“, rief sie.

Lisa versuchte, das Pony wegzuzerren. Aber es widersetzte sich. Und je mehr Lisa zog, desto störrischer wurde das Pony. Es schnaubte wütend und wollte sich losreißen.

„Es will einfach nicht!“, schrie Lisa und versuchte, das Tier festzuhalten.

Zum Glück kam Opa Albert dazu. Als ob er es geahnt hätte! Energisch schnappte er das Pony am Halfter. Und siehe da! Willig folgte es ihm.

„Du musst die Zügel straffer halten und das Pony enger bei dir führen“, sagte er und gab Lisa die Zügel zurück. Lisa probierte das gleich aus und es ging immer besser, das Pony folgte nun auch ihr ganz widerstandslos.

„Na, geht doch!“, lachte Opa Albert, als die Mädchen mit ihren Ponys auf dem heimatlichen Hof ankamen.

„Wie schade, dass der Spaziergang schon vorbei ist, ich könnte noch ganz, ganz lange so gehen mit dem Pony!“, sagte Lisa. Und das Pony gab ihr mit seiner samtenen Ponyschnauze einen sanften Stüber in den Nacken.

Als Lisa später auf dem Heimweg in der Straßenbahn saß, schnupperte sie an ihrem Anorak und an ihren Händen: Alles roch herrlich nach Pony und Leder! Das machte sie glücklich.

Das schlechte Gewissen

„Wir könnten die Schularbeiten heute gemeinsam machen, dann sind wir schneller fertig“, schlug Robert seinem Freund Thomas vor.

Thomas Semmelmaier ging in die gleiche Klasse wie die Zwillinge Robert und Lisa und wohnte direkt nebenan. So hatten die drei Kinder auch täglich denselben Schulweg und konnten nach der Schule gemeinsam nach Hause gehen. Meistens maulten sie dabei ein wenig über Lehrer, die sie nicht leiden konnten, oder wenn sie zu viele Schulaufgaben aufhatten.

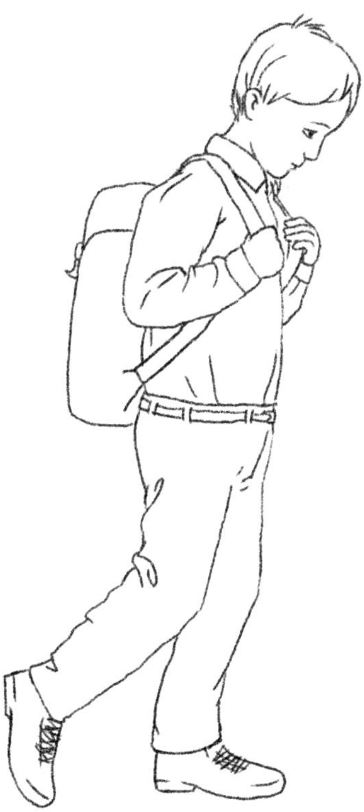

„Geteiltes Leid ist halbes Leid!“, feixte Thomas.

„Ich bin heute mit meiner Frcundin verabredet und mache Hausaufgaben bei ihr“, sagte Lisa.

„Dann eben nur Robert und ich“, meinte Thomas.

„Gut, ich komme heute zu dir“, nickte Robert.

Also trafen sie sich nach dem Essen bei Thomas.

Mit den Hausaufgaben waren die Buben schneller fertig als gedacht. Vielleicht lag es daran, dass sie doch nicht so umfangreich waren wie befürchtet. Jedenfalls blieb ihnen noch genug Zeit für andere Dinge.

„Wir könnten endlich einmal das Flohspiel spielen“, überlegte Thomas.

Dieses Spiel hatte er vor langer Zeit von seiner Patentante zum Geburtstag bekommen. Es war noch wie neu. In einer Holzschachtel, die aussah wie ein großer roter Pilz, wurden die Spielsteine aufbewahrt. Thomas nahm den Pilz-Deckel ab und jeder der Buben suchte sich eine Farbe aus: Robert nahm die gelben, Thomas die grünen Spielsteine.

Die Spielsteine waren flache kleine Kunststoff-Plättchen, rund wie Münzen. Und weil die bunten Plättchen so lustig durch die Luft geschnippt wurden, dass sie aussahen wie Flöhe, hieß das Spiel „Flohspiel“.

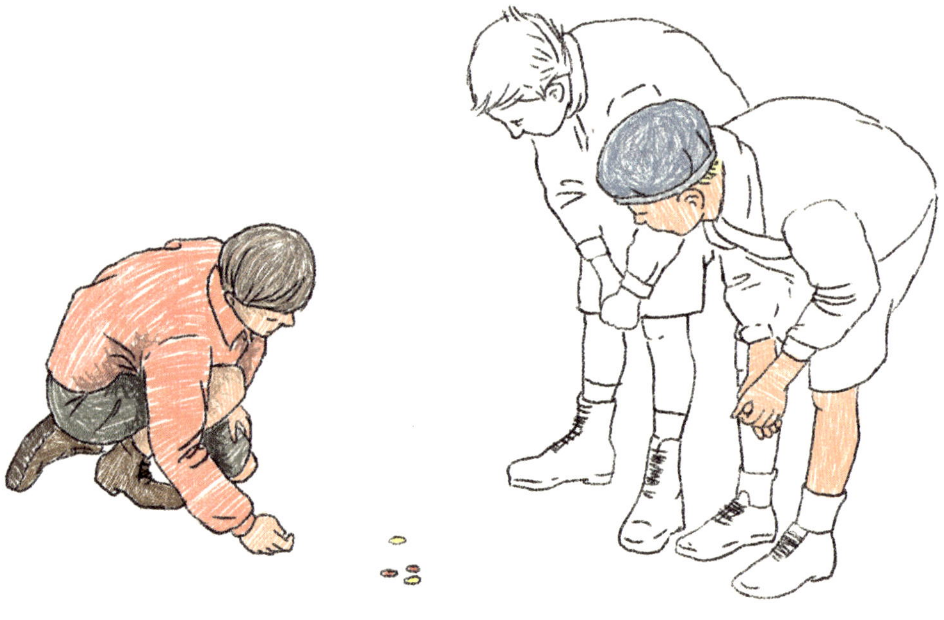

„Mit solchen Plättchen hat der Rudi aus unserer Klasse Kaugummis aus einem Automaten geholt“, sagte Thomas nachdenklich.

„Jedenfalls hat er damit angegeben“, fügte er hinzu.

Rudi war bekannt für ausgefallene Ideen.

„Die könnten tatsächlich passen“, stellte Robert mit Kennermiene fest.

„Es käme auf einen Versuch an“, lachte Thomas.

Die Abenteuerlust hatte sie gepackt! Jeder steckte ein paar Plättchen in der Größe einer Zehnpfennigmünze ein.

„Wir gehen mal kurz Luft schnappen“, rief Thomas, als sie das Haus verließen.

Dann machten sich die Buben auf den Weg zum nächsten Kaugummiautomaten. An der Haltestelle der Straßenbahn fanden sie einen. Ein wenig aufgeregt steckte Robert das falsche Geldstück in den Schlitz. Erwartungsvoll drehte er den Knopf. Tatsächlich! Der Automat fiel auf den Trick herein und spuckte kleine Kaugummis aus.

„Lass mich auch mal!“, flüsterte Thomas.

Auch sein Versuch klappte. So ging es weiter, bis jeder genügend davon hatte. Und wie gut sie schmeckten!

Als Robert am Abend im Bett lag, konnte er nicht einschlafen. Das schlechte Gewissen plagte ihn. Thomas ging es nicht besser. Auch er grübelte über ihre Tat nach.

Auf dem gemeinsamen Schulweg am nächsten Morgen sprachen sie nicht über Lehrer oder Hausaufgaben, sondern darüber, wie sie ihren kleinen Betrug wiedergutmachen könnten. Nachmittags verabredeten sie sich vor dem Kaugummiautomaten, auf dem die Adresse des Besitzers stand.

Und so bekam dieser am anderen Tag Besuch von zwei Buben. Jeder hatte 50 Pfennig dabei. Die streckten sie ihm entgegen und beichteten ihre Tat.

„Ihr seid mir so Lausejungs!“, sagte er und schüttelte den Kopf. „Aber Respekt, dass ihr gekommen seid!“

„Und jetzt ab mit euch!“, lachte er.

Erleichtert stoben Robert und Thomas davon.

Die übrig gebliebenen Kaugummis schenkten sie Lisa, Roberts Schwester. Die freute sich und genoss sie ganz sorglos.

Hector und der Ziegenbock

Bei Oma und Opa auf dem Schäferhof war es nie langweilig. Robert und Lisa halfen ab und zu auf dem Hof, wenn sie zu Besuch waren. Vor allem in der Erntezeit gab es viel zu tun. Meistens aber stromerten sie in der Gegend umher.

„Wir könnten mal schauen, was Alfred macht“, schlug Robert vor.

Alfred war ein Bauer mittleren Alters, der noch ledig war. Sein Hof lag ganz in der Nähe. Er freute sich jedes Mal, wenn die Zwillinge bei ihm auftauchten.

„Da ist wenigstens Leben in der Bude!“, sagte er dann.

Heute war Hector mit von der Partie. Der alte Hofhund musste es geahnt haben, dass sie Alfred besuchen wollten. Meistens wurden sie zum Abendbrot eingeladen. Da fielen immer ein paar Leckerbissen für ihn ab.

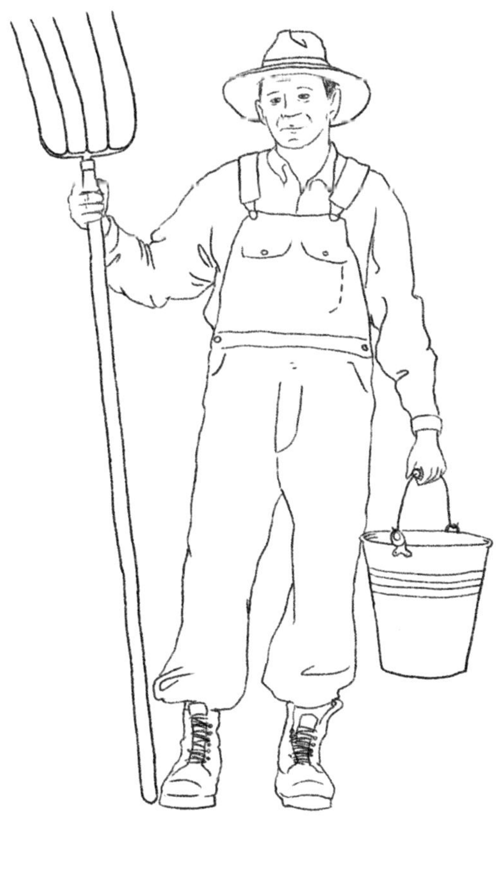

Mit Alfred zusammen Abendbrot essen, das war für Robert und Lisa etwas Besonderes. Da gab es Würste und Speck aus der Räucherkammer. Und Alfreds Hausmacherwurst und Holzofenbrot rochen verführerisch!

„Greift nur tüchtig zu, es ist genug da!“, lachte er.

Er freute sich, wenn es den Kindern schmeckte.

Und Hector passte auf, dass er nicht zu kurz kam. Immer wieder stupste der Hund Alfred am Bein, wenn es ihm mit dem nächsten Bissen zu lange dauerte.

„Ist gut, mein Alter“, brummte der Bauer und gab dem Hund ein Stück ab.

Auf Alfreds Hof gab es noch viele Tiere, hauptsächlich Rinder und Schweine. Er belieferte eine Metzgerei in der Stadt. Seit einem Jahr hatte er auch noch ein paar

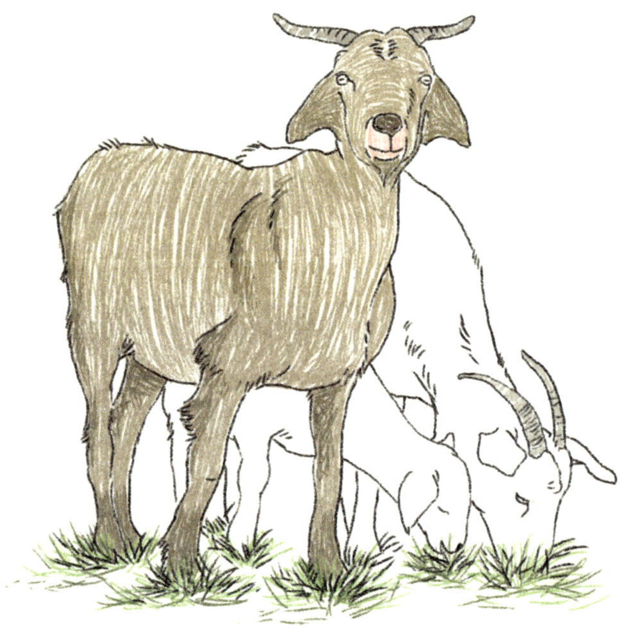

Ziegen, genauer gesagt drei Geißen und einen Ziegenbock. Die waren sein ganzer Stolz.

„Arbeitserleichterung!“, sagte Alfred, als er sie den Zwillingen zum ersten Mal zeigte.

„Wirklich?“, zweifelte Lisa.

„Die fressen das Gras an den steilen Hanglagen ab, da brauche ich nicht mehr zu mähen“, erklärte er.

Alfred dachte immer praktisch. Arbeit gab es auf dem Hof genug. Seit es Maschinen gab, war sie für ihn leichter zu bewältigen. Mit dem Mähbalken am Traktor konnte er das Gras auf den Wiesen mähen. Aber die steilen Hänge waren nur mit der Sense zu schaffen. Ein riesiger Zeitaufwand, den ihm jetzt die Ziegen abnahmen.

„Wenn ihr wollt, könnt ihr heute Abend die Ziegen in den Stall bringen“, sagte Alfred.

„Au fein! Wir spielen Heidi und Geißenpeter!“, rief Lisa begeistert.

„Und Alfred den Alm-Öhi“, lachte Robert.

„Das könnte euch so passen! Ihr könnt ja den Hector mitnehmen.“, meinte Alfred.

Und so kam es auch. Als die Dämmerung hereinbrach, machten sich die Kinder mit dem Hund auf den Weg. Doch wie sollten sie ihr Vorhaben in die Tat umsetzen? Robert öffnete den Zaun. Lisa ging auf die Ziegen zu und klatschte in die Hände.

„Husch, husch, ab in den Stall!“, rief sie.

Die Tiere machten keine Anstalten, ihnen zu folgen.

„Wenn du den Ziegenbock vorneweg führst, rennen die Geißen hinterher“, war Roberts Idee.

Robert versuchte den Bock am Halsband zu fassen. Doch dieser legte das als Angriff aus, neigte den Kopf und zeigte drohend seine Hörner.

„Der geht auf mich los!“, schrie Robert und rannte davon.

Blitzschnell erfasste Hector die Lage. Mutig stellte er sich dem Ziegenbock entgegen und bellte. Verdutzt blieb dieser stehen und wusste nicht, wie er reagieren sollte. Lisa nutzte die Gelegenheit, packte die älteste Ziege am Halsband und zog sie mit sich. Die beiden anderen Geißen folgten.

Jetzt gab Hector den Weg frei und nach einer kurzen Bedenkzeit trottete der Ziegenbock hinterdrein. Er konnte doch seine Geißen nicht im Stich lassen!

„Braver Hector!“, lobte Lisa den Hund.

„Nun, wie hat es geklappt?“, fragte Alfred, als die Ziegen versorgt waren.

„Bestens, kein Problem!“, sagte Robert und grinste. „Vor allem Hector hat sich sein Abendbrot verdient!“

Weihnachtsbaum

„Wie ist das mit dem Weihnachtsbaum in diesem Jahr?“, fragte Frau Petermann eine Woche vor Heiligabend.

„Den werde ich diesmal hier in der Stadt kaufen“, kam die Antwort von ihrem Mann.

Alle Jahre wieder hatte Herr Petermann kurz vor Weihnachten einen Tannenbaum einfach aus dem elterlichen Wald geholt. Mit dem Auto war das früher gar nicht weit gewesen. Nun war die Familie aber in die Stadt gezogen.

Und Herr Petermann hatte sich in diesem Jahr vorher genau überlegt: Wenn er die Benzinkosten für die lange Wegstrecke bis zu Oma und Opa und in den Wald bei ihnen einrechnete, kam der Baum in der Stadt auch nicht teurer. Ganz zu schweigen von dem Zeitaufwand!

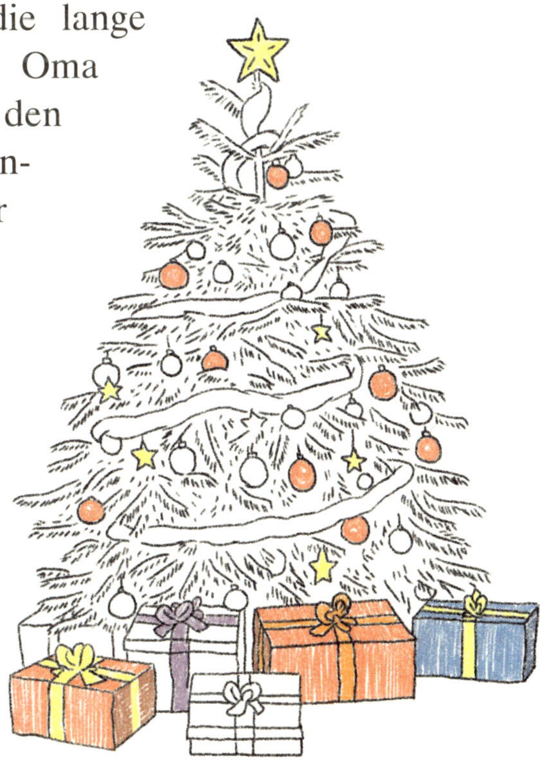

Die Zwillinge Robert und Lisa waren von Vaters Idee nicht so begeistert.

Für sie war es immer ein besonderer Tag, wenn sie mit Papa und Opa in den Wald gingen. Dort durften sie sich eine schöne Tanne aussuchen. Oma kochte inzwischen heißen Punsch zum Aufwärmen. Dazu gab es die ersten Lebkuchen.

Mit ihren Weihnachtsplätzchen ging Oma vor dem Fest sparsam um. Dabei hatte sie genug gebacken: Lebkuchen, Springerle, Hildabrötchen, Spritzgebäck, Buttergebäck, Zimtsterne und andere Leckereien. Alle ihre Kinder mit ihren Familien wurden damit versorgt. Aber erst an Weihnachten!

„Das sind Weihnachtsplätzchen und keine Adventsplätzchen", sagte sie.

Dabei schmeckten sie doch vor Weihnachten besonders gut, fanden die Kinder.

Tags darauf brachte Herr Petermann den versprochenen Baum nach Hause.

„Na, wie sieht er aus?", fragte er.

Frau Petermann war zufrieden. Die Tanne war gut gewachsen und schien frisch zu sein.

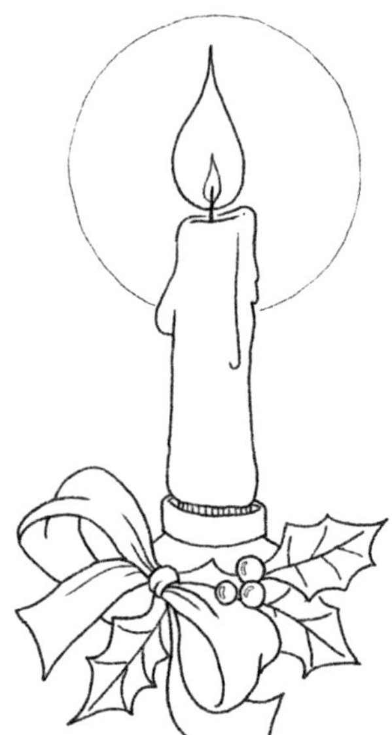

„Opas Bäume waren viel schöner", meinte Lisa.

„Und Omas Lebkuchen viel besser!", maulte Robert.

Er kaute an den Oblatenlebkuchen herum, die Papa aus

der Stadt mitgebracht hatte. Gegen Omas Exemplare hatten sie keine Chance!

„Tröste dich!“, lachte die Mutter. „Oma hat noch genug Vorrat.“

Am selben Abend wurde der Baum aufgestellt.

Mit den weißen Wachskerzen, den roten Kugeln, den gebastelten Strohsternen und dem glitzernden Lametta sah es im Wohnzimmer richtig weihnachtlich aus.

„Wir könnten gleich die Bescherung machen“, schlug Robert vor.

„An Heiligabend guckst du dann dumm!“ Lisa schüttelte den Kopf.

„Keine Geduld mehr, die Jugend von heute!“, brummte der Vater.

Als er noch Kind war, wurde der Christbaum erst an Heiligabend geschmückt. Dann war das Wohnzimmer abgeschlossen. Erst wenn das Christkind mit dem silbernen Glöckchen klingelte, durften die Kinder die Stube betreten. Wie aufgeregt hatten seine Geschwister und er damals diesen Augenblick herbeigesehnt!

Am nächsten Tag kam Opa zu Besuch. Und was hatte er dabei? Einen Weihnachtsbaum aus seinem Wald!

„Euch Städtern muss man alles hinterhertragen“, meinte er.

„Schau mal ins Wohnzimmer!“, sagte Frau Petermann.

„Weihnachtsbaum im Doppelpack!“, rief Opa, als er den geschmückten Baum sah.

Da mussten alle lachen.

„Opas Baum stellen wir auf die Terrasse“, war Roberts Idee.

„Und hängen Futter für die Vögel dran“, ergänzte Lisa.

„Kein schlechter Einfall, Weihnachten für die Tiere!“, nickte Opa.

Mit Begeisterung wurde der Vorschlag gleich in die Tat umgesetzt. Im Sonnenschirmständer steckte jetzt Opas Baum, geschmückt mit Meisenknödeln, Futterstangen und sonstigen Leckereien für die Vögel.

„Aber nächstes Jahr holen wir beide Bäume aus Opas Wald“, sagte Lisa.

„Mit Punsch und Omas Lebkuchen!“, rief Robert.

Und von da an gab es bei der Familie Petermann immer zwei Weihnachtsbäume. „Doppelt hält besser“, pflegte Opa immer zu sagen.

Besuch auf leisen Pfoten

„Da scheint ja ein ganzer Zoo unterwegs zu sein!“, sagte Herr Petermann eines Morgens, als er die Zeitung las.

Die Kinder, die gerade noch verschlafen ihr Marmeladenbrot kauten, waren sofort hellwach.

„Ein ganzer Zoo, wirklich?“, rief Lisa.

„Nein, aber fast“, schränkte der Vater ein.

„Toll, lies vor!“, meinte Robert interessiert.

Herr Petermann hatte wirklich etwas übertrieben, als er von einem ganzen Zoo sprach. In den Zeitungsanzeigen war lediglich von fünf Tieren die Rede. Zwei Schafe, zwei Katzen und ein Kater waren entlaufen. Die Schafe wurden zuletzt in Stadelhofen gesehen, einem Dorf in der Nähe. Von den Katzen war die eine schwarz-weiß, die andere dreifarbig. Und bei dem Kater handelte es sich um ein rötliches Exemplar.

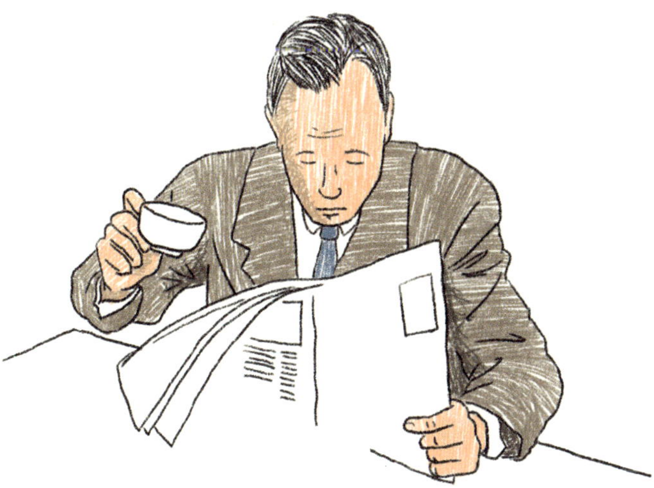

„Von einer getigerten Katze steht da nichts?“, fragte Robert.

Der Vater schaute nach.

„Nee, nicht wirklich!“, sagte er dann.

„Da streicht nämlich seit gestern eine in unserer Straße herum“, erklärte Robert.

„Die rennt jedem hinterher, der vorbeikommt“, fügte Lisa hinzu.

„Schleppt sie mir ja nicht an!“, meinte die Mutter und schnaufte hörbar. „Das fehlte noch!“

Damit war das Thema erledigt. Der Vater fuhr zur Arbeit und die Kinder gingen in die Schule. Frau Petermann zog sich um und machte sich dann ebenfalls auf den Weg. Seit Kurzem arbeitete sie halbtags in einem Geschäft für Damenmoden um die Ecke.

An diesem Tag hatte Lisa spät am Nachmittag Turnen am Stufenbarren im Sportverein. Sie war eine gute Turnerin. Auf dem Heimweg regnete es in Strömen. Zum Glück hatte sie einen Schirm dabei. Als Lisa in die Straße einbog, in der sie wohnte, merkte sie plötzlich, dass etwas neben ihr hertrottete. Es war die getigerte Katze, die flehend zu ihr hochsah. Lisa nahm sie auf den Arm und drückte sie an sich.

„Du bist ja ganz nass, du Arme“, seufzte sie.

Sie streichelte sie behutsam und die Katze fing zu schnurren an. Lisa suchte nach einem trockenen Plätzchen und setzte sie dort ab.

„Ich kann dich nicht mitnehmen, Mama erlaubt das nicht!“, sagte sie bekümmert.

Doch die Katze wollte sie nicht verstehen. Auch nach dem dritten Versuch, sie abzusetzen, rannte ihr das Tier hinterher. Lisa beschleunigte ihre Schritte. Doch die Katze ließ sich nicht mehr abwimmeln. Sie sah in Lisa die einzige Chance, vielleicht doch noch zu einem warmen Unterschlupf zu kommen. Und Hunger hatte sie auch, sehr sogar!

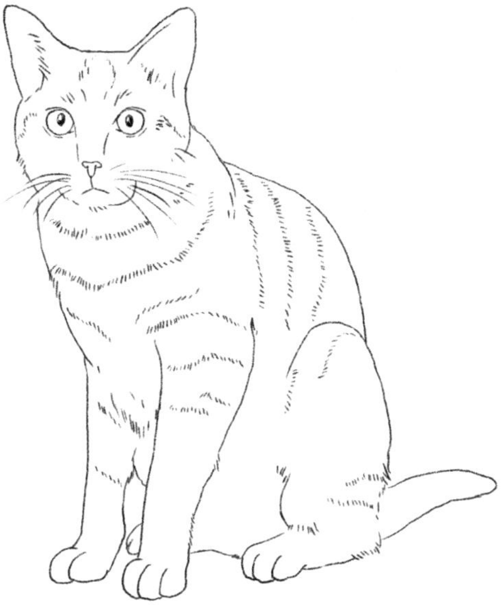

„Oje, arme Mama!“ Lisa atmete tief durch, als sie die Wohnung betraten.

Die Familie saß schon am Tisch beim Abendessen.

„Nicht erschrecken! Ich habe Besuch mitgebracht“, rief Lisa.

Der Warnruf kam gerade noch rechtzeitig. Die Katze musste das Essen gerochen haben. Schnurstracks rannte sie ins Zimmer und machte mit lautem Miauen auf sich aufmerksam.

„Wen haben wir denn da?“, fragte der Vater verwundert.

„Die Tigerkatze! Ich habe es befürchtet“, hauchte die Mutter.

„Soll ich dir einen Kognak einschenken?“ Der Vater konnte ein Lächeln nicht unterdrücken.

„Einen doppelten!“, nickte sie.

Diese „Medizin“ schien zu wirken. Kaum hatte sich Frau Petermann vom ersten Schrecken erholt, kümmerte sie sich rührend um den kleinen Gast.

Gierig fraß die Katze alles, was man ihr vorsetzte. Wie sie schmatzte und schleckte! Das Schüsselchen sah hinterher aus wie gespült, kein Krümelchen hatte das Tier übrig gelassen.

„Sie ist soo süß“, seufzte Lisa leise.

„Klepperdürre Katze zugelaufen! Ob sich jemand auf diese Anzeige meldet?“, lachte Herr Petermann.

„Dann behalten wir sie eben!“, sagte Lisa trotzig.

„Aber nur wenn ihr sie versorgt“, lenkte die Mutter bereits ein.

„Du bist die beste Mama auf der Welt!“, riefen die Kinder.

Und die Katze? Sie lag bereits auf dem Sofa und schnurrte zufrieden.

Überraschung am Rappenberg

„Am Wochenende fahren wir zu Oma und Opa auf den Schäferhof“, sagte Herr Petermann.

Die Zwillinge Robert und Lisa waren begeistert. Wenn es zu ihren Großeltern ging, musste man sie nicht überreden. Da war immer etwas los!

Am Samstag war Großeinsatz auf dem Rappenberg. Er lag ein Stück oberhalb des Schäferhofs.Oma hatte dort ihren Gemüsegarten und Opa einen Acker mit verschiedenen Obstbäumen.

„Wir Frauen helfen Oma im Garten“, sagte Frau Petermann zu Lisa.

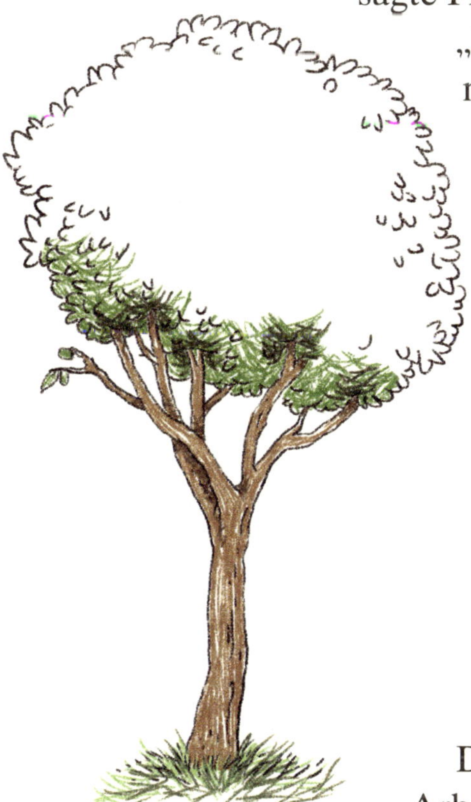

„Und was machen wir Männer?“, wollte Robert wissen.

„Wir sägen einen alten Baum ab und graben die Wurzel aus“, erklärte der Vater.

„Ich möchte auch sägen“, rief Lisa.

„Abwarten und Tee trinken!“, meinte die Mutter.

Die Petermanns liebten solche Wochenenden auf dem Schäferhof. Das war trotz anstrengender Arbeit immer so etwas wie Urlaub. Am Samstagabend wartete ein leckeres Abendbrot auf sie und am Sonntag überraschte sie Oma stets mit einer Spezialität ihrer Kochkunst. Oma war eine gute Köchin.

„Woher kommt eigentlich der Name Rappenberg?“, fragte Robert unterwegs.

„Keine Ahnung!“, brummte der Vater.

„Rappen sind doch schwarze Pferde“, überlegte Lisa, „vielleicht gab es dort mal welche.“

Doch Herr Petermann hatte dort nie welche gesehen. Und immerhin war er auf dem Schäferhof aufgewachsen.

„Rappen könnten auch Münzen sein“, meinte Robert, „in der Schweiz gibt es solche.“

„Vielleicht hängen welche an Opas Bäumen“, lachte Frau Petermann.

„Sehr witzig!“, empörte sich Robert.

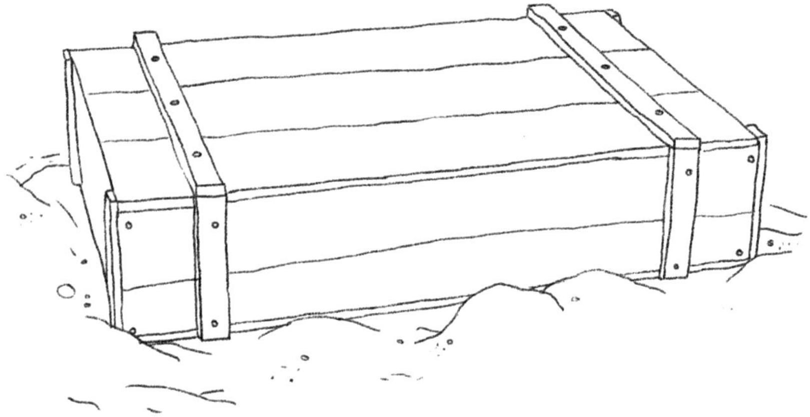

Für ihn war die Unterhaltung beendet.

„Frag einfach mal Opa!“, versuchte ihn der Vater nach ein paar Minuten aufzumuntern. „Vielleicht hat der eine Ahnung.“

Opa hatte sich darüber noch keine Gedanken gemacht. Für ihn hieß der Hang eben Rappenberg. Und das war schon immer so. Bisher hatte ihn noch nie jemand danach gefragt.

„Vielleicht heißt er so, weil dort lauter Rapps wohnen“, grinste er.

„Rapps?“, fragte Lisa.

Die Besitzer der beiden Gehöfte direkt unterhalb des Rappenbergs hießen seit Generationen tatsächlich Rapp. Wer weiß? Es wäre eine mögliche Erklärung!

Die wartende Arbeit beendete alle Diskussionen. Wie Herr Petermann vorausgesagt hatte, widmeten sich die Männer dem Baumfällen. Die Frauen stürzten sich in die Gartenarbeit, auch Lisa. Sie hatte sich Oma angeschlossen. Oma hatte nämlich immer Süßigkeiten in der Tasche. Das war Grund genug!

Das Baumfällen war bald erledigt. Mit Äxten und Sägen war Opa gut ausgerüstet. Das Ausgraben der Wurzel bereitete mehr Mühe. Die drei Männer kamen ganz schön ins Schwitzen! Doch Stück für Stück ging es voran. Teil um Teil wurde freigelegt und abgesägt.

Den Rest besorgten der Traktor und ein Stahlseil. Mit einem kräftigen Ruck wurde das letzte Stück aus dem Boden gezogen.

Robert besah sich das Loch. Plötzlich stutzte er.

„Da ist etwas! Sieht aus wie ein Brett!“, rief er aufgeregt.

Papa schaufelte das Holz frei. Eine Kiste kam zum Vorschein.

„Eine Schatzkiste!“, schrie Robert so laut, dass auch die Frauen angerannt kamen.

Der morsche Deckel war leicht zu öffnen. Zum Vorschein kam ein in eine Decke gewickeltes Gewehr.

„Vielleicht hat es vor langer Zeit ein Wilderer vergraben?“, sagte Opa.

„Oder ein Soldat nach dem Krieg“, überlegte der Vater.

„Schade, dass es keine Rappen sind!“, meinte Robert. „Dann wäre wenigstens die Sache mit dem Rappenberg geklärt.“

„Ein Geheimnis muss ja bleiben, wenn ihr schon ein Gewehr entdeckt habt“, lachte Oma.

„Genau!“, sagte Lisa und gab Robert ein paar von Omas Süßigkeiten.

„Schmeckt besser als verrostete Rappen!“, lächelte sie.

Der alte Herr Bockelmann

„In unserem Haus ist nie was los“, sagte Robert manchmal maulend zu seiner Schwester. Dann langweilte er sich ein wenig – mit den Hausaufgaben wurde er ab und zu sehr schnell fertig, vielleicht sogar ein wenig zu schnell.

In dem Haus, in dem die Familie Petermann mit ihren beiden Kindern, den Zwillingen Robert und Lisa, wohnte, gab es noch andere Wohnungen. Aber in keiner dieser Wohnungen lebte eine Familie mit Kindern.

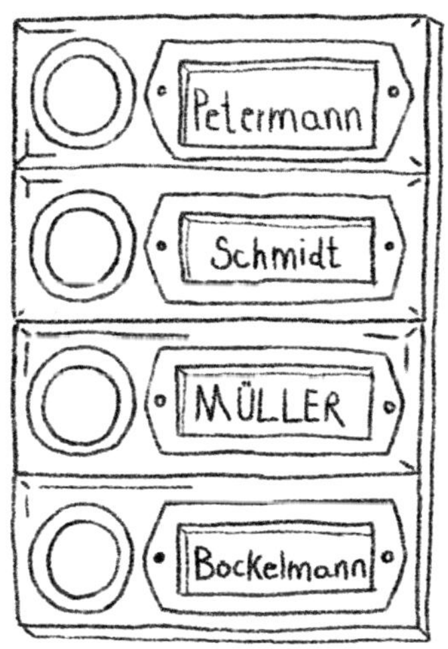

„Es lohnt sich hier nicht einmal, Klingelstreiche zu machen, es ist ja tagsüber fast nirgendwo jemand da.“ Lisa gab ihrem Bruder Recht.

Nur in der einen Wohnung im Erdgeschoss lebte ein alter Herr, der tagsüber zu Hause war.

Aber bei diesem Griesgram einen Klingelstreich machen? Das kam nicht infrage.

In der Nachbarschaft war wenig über ihn bekannt. Er war vor drei Jahren hier eingezogen und lebte allein. Man bekam ihn nur zu Gesicht, wenn er mal ausging. Und das kam selten vor. Immerhin verriet sein Türschild, dass er Bockelmann hieß. Der Vater von Robert und Lisa, Herr Petermann, hatte gehört, dass er Schauspieler gewesen war.

„Ob der alte Kauz noch aktiv ist?“, fragte Herr Petermann eines Abends.

Er war ihm zuvor im Treppenhaus begegnet. Herr Bockelmann hatte auf seinen Gruß hin nur kurz genickt und das Haus verlassen.

„Am Stadttheater bestimmt nicht“, sagte Frau Petermann, „ich habe seinen Namen noch bei keinem Stück im Programmheft gefunden.“

„Vielleicht ist er beim Film?“, meinte Lisa.

Doch das konnte sich niemand so richtig vorstellen. Man hätte den Bockelmann mal fragen müssen. Aber das traute sich keiner, so mürrisch und abweisend wie der war!

Und so ging die Zeit dahin. Jeder war in seine Alltagsarbeit eingespannt. Ab und zu bekam man den alten Herrn kurz zu Gesicht.

Alle schienen sich daran gewöhnt zu haben. Doch eines Tages geschah etwas, womit niemand gerechnet hatte.

Die ganze Nacht über und am Morgen hatte es unablässig geschneit. Der Schnee war sogar auf der Straße liegen geblieben, was sonst selten der Fall war. Robert und Lisa waren begeistert. Sie konnten es kaum erwarten, bis die Schule vorbei war. Am Nachmittag wollten sie sich mal so richtig nach Herzenslust im Schnee austoben.

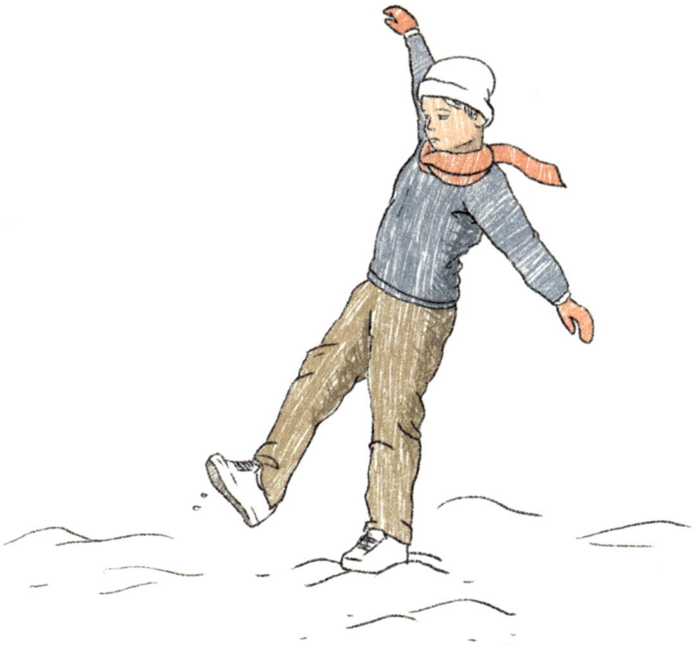

Das Mittagessen war heute nur Nebensache, obwohl es Kartoffelpuffer mit Apfelmus gab. Lisas Lieblingsspeise! Und die Hausaufgaben wurden nur auf das Notwendigste beschränkt.

„Morgen ist auch noch ein Tag!“, sagte Robert.

Die Zwillinge waren an diesem Nachmittag allein. Der Vater arbeitete wie an jedem Werktag. Auch die Mutter musste heute ausnahmsweise ins Geschäft. Eine Kollegin war krank geworden.

„Passt gut auf euch auf!“, rief ihnen die Mutter zu, als sie ging.

„Klar!“, meinte Lisa.

„Und Jacke an! Schal, Mütze und Handschuhe nicht vergessen!“, feixte Robert.

Doch Mama war bereits außer Hörweite.

Und dann wurde draußen herumgetobt! Natürlich zuerst eine Schneeballschlacht! Dann einen Schneemann bauen, und zuletzt eine Bahn zum Schlittern! Das war prima! Anlauf nehmen und los!

„Wer schafft es am weitesten?“, war die Frage.

Robert wurde immer wagemutiger, sein Anlauf immer größer!

„Wenn’s dich hinschlägt!“, warnte Lisa.

„Mich doch nicht!“, lachte ihr Bruder.

Doch da schien er sich zu sicher gefühlt zu haben. Plötzlich zog es ihm die Beine weg und er fiel auf den harten Boden. Zu allem Unglück schlug er mit dem Kopf auf. Als er sich mühsam aufrappelte, blutete er ziemlich stark.

„Bleib sitzen, ich hole Hilfe!“, schrie Lisa und rannte ins Haus.

Doch wo sollte sie läuten? Die Eltern waren weg, die Studenten ausgeflogen, die dritte Wohnung leer! Blieb nur der alte Herr Bockelmann.

Und siehe da! Er kam sofort, trug Robert ins Haus, legte ihn auf sein Sofa und verband die Wunde.

„Ist nur eine Platzwunde“, beruhigte er die Kinder.

Der herbeigerufene Arzt nähte die Wunde und klebte ein Pflaster darauf. Dann gab es heißen Tee und Kekse.

„Der alte Bockelmann ist schwer in Ordnung“, erzählten die Zwillinge ihren Eltern am Abend.

„Den Griesgram spielt er vielleicht nur – wenn er doch Schauspieler war“, ergänzte Robert, und da mussten alle lachen.

Heidi und Geißenpeter

Eines Tages im Frühjahr kam ein Anruf. Oma war am Telefon. Sie wollte ihre Enkelkinder Lisa und Robert sprechen.

„Ihr müsst unbedingt am Wochenende zu uns aufs Land kommen“, sagte sie, „unser Nachbar Alfred hat eine Überraschung für euch!“

Mehr verriet sie nicht, so sehr die Zwillinge auch bohrten.

Alfred kannten sie gut. Sein Anwesen lag in der Nähe des Schäferhofs, wo die Großeltern wohnten. Neben seinen Rindern und Schweinen hatte er noch vier Ziegen. Sie weideten die Steilhänge ab und waren sein ganzer Stolz.

„Was Alfred wohl für uns hat?“, fragte Lisa immer wieder.

Sie konnte ihre Neugier nicht verbergen und nervte ihren Bruder mit ihrer dauernden Fragerei.

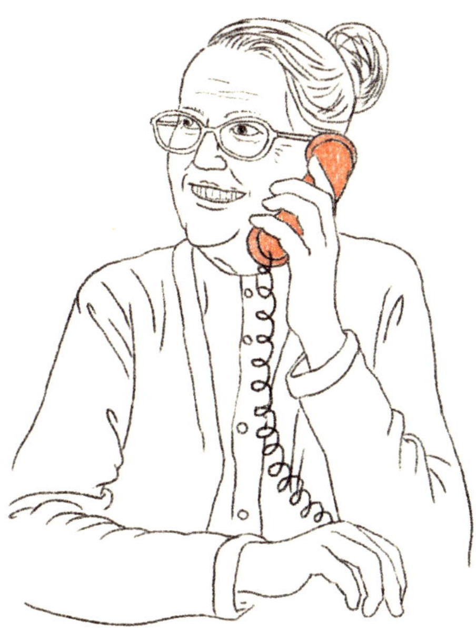

„Abwarten und Tee trinken, wie Mama in solchen Fällen sagt“, meinte er nur.

Lisa kamen die drei Tage bis zum Wochenende wie eine Ewigkeit vor. Endlich war es so weit. Die Fahrt mit dem Bus zu Oma und Opa aufs Land konnte beginnen.

Als die Kinder am Nachmittag ankamen, wären sie am liebsten sofort auf Alfreds Hof gestürmt. Doch Oma bestand darauf, dass sie zuerst ihren Kuchen probierten, so zappelig die Kinder auch waren. Sie hatte den Kuchen schließlich extra für die Zwillinge gebacken! Meistens hatte Opa Mühe, ein Stück abzukriegen, denn Omas Kuchen aßen sie für ihr Leben gern. Dieses Mal aber blieb eine riesige Portion übrig. Alfreds versprochene Überraschung war zu verlockend!

„Na, dann saust mal los!“, sagte Oma und lächelte.

So schnell waren Lisa und Robert selten auf Alfreds Hof gerannt. Ganz außer Atem kamen sie an.

„Hier sind wir!“, keuchten sie. „Wo ist die Überraschung?“

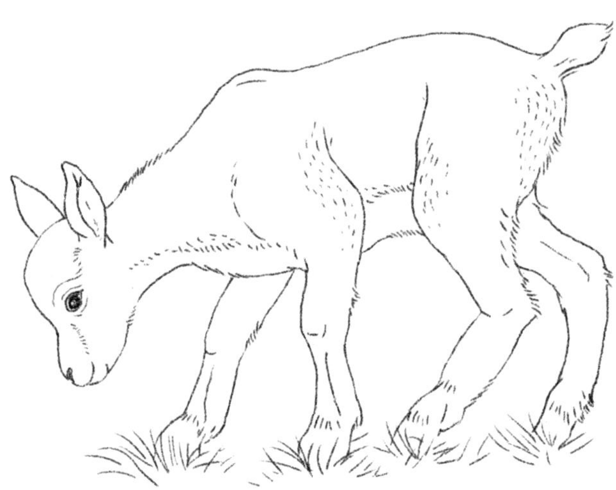

„Nur mal langsam!“, versuchte Alfred sie zu beruhigen. „Die läuft euch nicht davon!“

Und als ob er die vor Neugier fast platzenden Kinder absichtlich auf die Folter spannen wollte, fragte er erst noch nach vielen anderen Dingen. Auch schien er heute unheimlich lange zu brauchen, bis er seine Jacke angezogen und die Mütze aufgesetzt hatte.

„Endlich!“, seufzte Lisa, als er fertig war.

„Auf geht's, Heidi und Geißenpeter!“, lachte er und grinste dabei vielsagend.

„Du hast neue Ziegen!“ Robert versuchte, das Geheimnis zu erraten.

„Könnte man so sagen“, grinste er wieder.

„Sind es vielleicht Babys?“, rief Lisa erwartungsvoll.

„Könnte man so nennen“, nickte Alfred.

Jetzt gab es für dic Kinder kein Halten mehr! Ungestüm wollten sie auf die Weide rennen.

„Halt!“, rief Alfred. „Sie sind noch im Stall!“

Und da waren sie! Lisa und Robert glaubten zu träumen. Eine von Alfreds Geißen hatte Nachwuchs bekommen.

„Die sind ja niedlich!“, rief Lisa und hätte sie am liebsten umarmt.

„Morgen dürfen sie zum ersten Mal ins Freie“, meinte Alfred, „dann könnt ihr mit ihnen auf der Wiese herumhüpfen, wenn ihr wollt.“

War das eine Frage? Natürlich wollten sie!

„Aber jetzt wollen wir erst einmal Abendbrot essen“, sagte Alfred.

Und dabei erzählte er den Kindern, wie seine Geiß Zita nach fünf Monaten Tragezeit die beiden Zicklein bekommen hatte.

„Dürfen wir die Namen aussuchen?“, wollte Lisa wissen.

„Und ihre Paten könnten wir auch sein“, ergänzte Robert.

Natürlich war Alfred einverstanden. Und so tollten am nächsten Morgen zwei glückliche Kinder mit der Ziegenfamilie auf der Weide herum. Den Bock hatte Alfred vorsorglich abgesondert. Man wusste nie, wie er reagierte. Mit seinen Hörnern wollte niemand freiwillig Bekanntschaft machen!

Die kleinen Zicklein machten übermütig ihre ersten Sprünge.

„Und wie sollen sie heißen?“, fragte Alfred.

„Lucy und Lilly“, sagten die Zwillinge.

Und damit Alfred die Namen nicht vergaß, schenkten sie ihm zwei selbstgebastelte Herzen. Auf dem einen stand schön verziert „Lucy“. Und auf dem anderen? Natürlich „Lilly“! Was sonst?

Herr Bockelmann in Aktion

Für den Sonntag hatte der Wetterbericht schönes Wetter vorhergesagt. Familie Petermann plante einen Ausflug in die Berge.

„Wir könnten doch Herrn Bockelmann mitnehmen“, meinte Robert, der Sohn der Petermanns.

„Dann ist er nicht so allein“, fügte seine Schwester Lisa hinzu.

Der alte Herr Bockelmann wohnte im gleichen Haus wie die Petermanns. Lange Zeit galt er als seltsamer Kauz, der mit niemandem Kontakt haben wollte. Doch als Lisa ihn um Hilfe für ihren gestürzten Bruder Robert gebeten hatte, kümmerte er sich fürsorglich um den Jungen. Seither freuten sich Lisa und Robert immer,

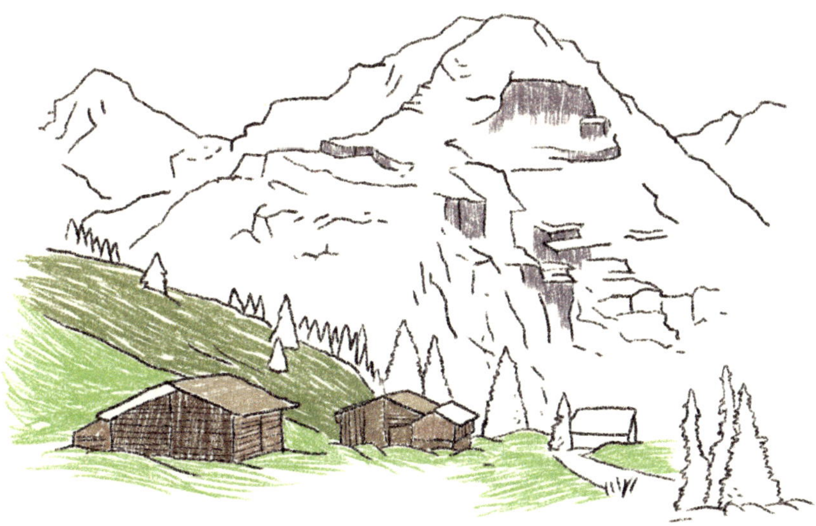

wenn sie Herrn Bockelmann im Treppenhaus begegneten, und auch mit den Eltern plauderte er gerne ab und zu.

Das Auto der Familie Petermann war groß genug für fünf Personen. Mama saß mit den Kindern hinten, der Gast durfte auf dem Beifahrersitz Platz nehmen. Die Zwillinge staunten nicht schlecht, als Herr Bockelmann in Wanderkluft erschien. Bisher hatten sie ihn nur mit Anzug und Krawatte gesehen.

„Die Sachen passen noch", lachte er, als Herr Petermann losfuhr.

Es war ein Tag, an dem sie den alten Herrn Bockelmann mal so richtig kennen lernen konnten. Bei der Wanderung taute er langsam auf, summte ein Liedchen vor sich hin und machte sogar ein paar Späße mit den Kindern.

Die Petermanns kamen aus dem Staunen nicht mehr heraus. Wo war der alte verschlossene und grimmig dreinblickende Kauz geblieben?

„So gefallen Sie mir viel besser!", stellte Lisa fest.

„Warum waren Sie vorher so brummig?", fragte Robert geradeheraus.

„Das ist eine lange Geschichte", seufzte Herr Bockelmann.

„Dürfen wir sie hören?", fragte Frau Petermann vorsichtig.

Und als sie für eine kleine Verschnaufpause auf einem Baumstamm saßen, fing Herr Bockelmann an zu erzählen:

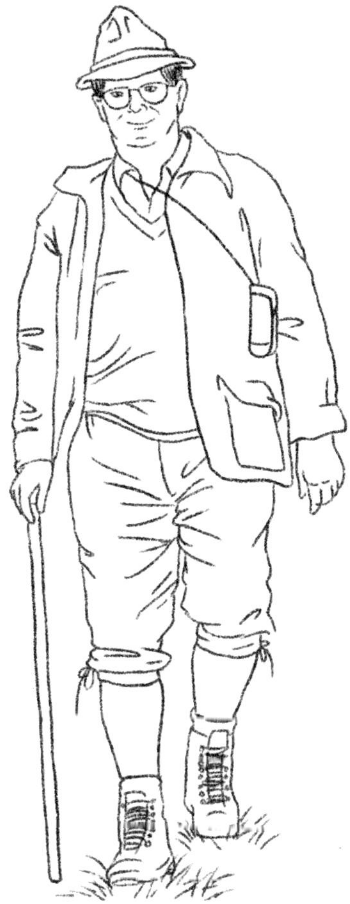

„Früher war ich ein lustiger Mensch. Ich spielte auf verschiedenen Bühnen Theater und war glücklich verheiratet. Meine Frau war ebenfalls Schauspielerin und wie ich immer unterwegs. Vor fünf Jahren starb sie. Da wurde ich sehr traurig und wollte immer weniger mit anderen Leuten zusammen sein. Ja, vielleicht bin ich dabei ein ‚komischer Kauz' geworden."

„Das ist jetzt vorbei, oder?", meinte Frau Petermann.

„Es ist nie zu spät, selten zu früh", sagte ihr Mann.

Diese Weisheit war ihm gerade eingefallen.

„Den Spruch kenne ich anders: Es ist nie zu früh, selten zu spät!", korrigierte ihn Robert.

„Gut, dass ich einen so schlauen Sohn habe!", lachte der Vater.

Und alle lachten mit, auch Herr Bockelmann.

„Als Lisa neulich läutete und ich Robert nach seinem kleinen Sturz helfen konnte, spürte ich auf einmal, dass ich gebraucht werde", fuhr Herr Bockelmann fort, „und ich merkte wieder, wie schön das ist! Ich war ja eigentlich immer gerne mit Menschen zusammen."

Seitdem hatte er neuen Mut gefasst. Er fing an, wieder Kontakte zu knüpfen. Aus seiner Zeit als Schauspieler kannte er viele Menschen. Und einige erinnerten sich an ihn. Einladungen folgten, und die alte Fröhlichkeit kehrte nach und nach zurück.

Als die Zwillinge einmal in seinen Künstleralben blättern durften, kam Robert eine Idee.

„In unserer Schule wird ein Leiter für die Theatergruppe gesucht", meinte er, „hätten Sie Lust?"

„Das wäre super!", rief Lisa.

Und tatsächlich! Nach einer kurzen Bedenkzeit sagte Herr Bockelmann zu. Welch ein Glück für Lisa, Robert und die anderen Kinder! Alle spürten gleich: Hier war ein Profi am Werk!

Die erste Aufführung wurde ein Riesenerfolg. Am Schluss holten die Kinder Herrn Bockelmann auf die Bühne. Und als er im Scheinwerferlicht stand und das Publikum stehend applaudierte, musste er sich ein paar Tränen aus den Augen wischen.

Ein Pony zu viel

„Hast du Lust, heute Nachmittag auf einem Pony auszureiten?“, fragte Nadja ihre Freundin Lisa.

War das eine Frage! Natürlich hatte Lisa Lust! Schließlich kam es nicht alle Tage vor, dass sie dazu Gelegenheit bekam.

Nadja wohnte draußen am Stadtrand. Ihr Opa hatte drei Ponys im Stall, einen Hengst und zwei Stuten.

Der Hengst war ein wenig ungestüm. Zum Reiten nahm Nadja lieber die beiden Stuten.

„Ich nehme die kleinere“, sagte Lisa.

„Du musst ihr zeigen, was du willst“, riet ihr Nadja.

„Wir werden miteinander zurechtkommen“, lachte Lisa und streichelte das Pony liebevoll unter der Mähnc. Dann bot sie dem Pony auf der ausgestreckten Hand eine Mohrrübe an. Ganz kurz spürte sie die raue Zunge des Tiers kitzelig auf ihrer Handfläche, dann hörte sie das Pony genüsslich kauen. Es schnaubte zufrieden.

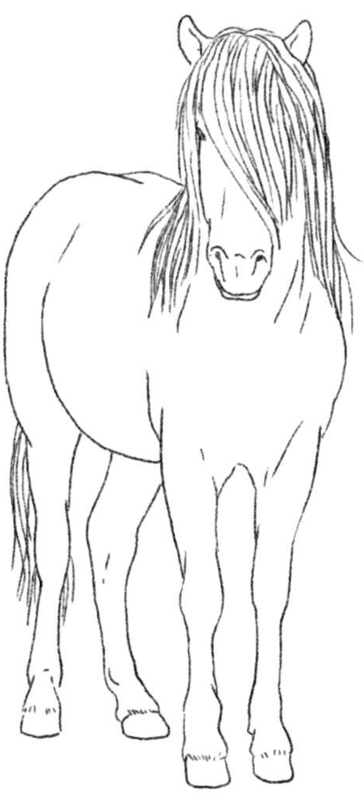

Nadjas Opa überprüfte sicherheitshalber das Zaumzeug. Jetzt konnte es losgehen.

„Reitet auf den Feldwegen, da ist es nicht so gefährlich!“, rief er ihnen nach.

Es war ein herrlicher Tag! Die Kinder fühlten sich wie im Urlaub. Sie ritten einen Feldweg entlang. Dann ging es leicht den Hügel hinauf. Der Weg führte durch einen schattigen Buchenwald.

An einem Aussichtspunkt stand eine Hütte mit Tischen, Bänken und einem Brunnen.

„Hier machen wir Rast“, rief Nadja.

Ihre Mutter hatte ihnen Wurstbrote, Apfelschnitze, gekochte Eier und Tomaten eingepackt. Dazu noch eine große Flasche mit Apfelsaft. Die Mädchen ließen sich die Köstlichkeiten schmecken.

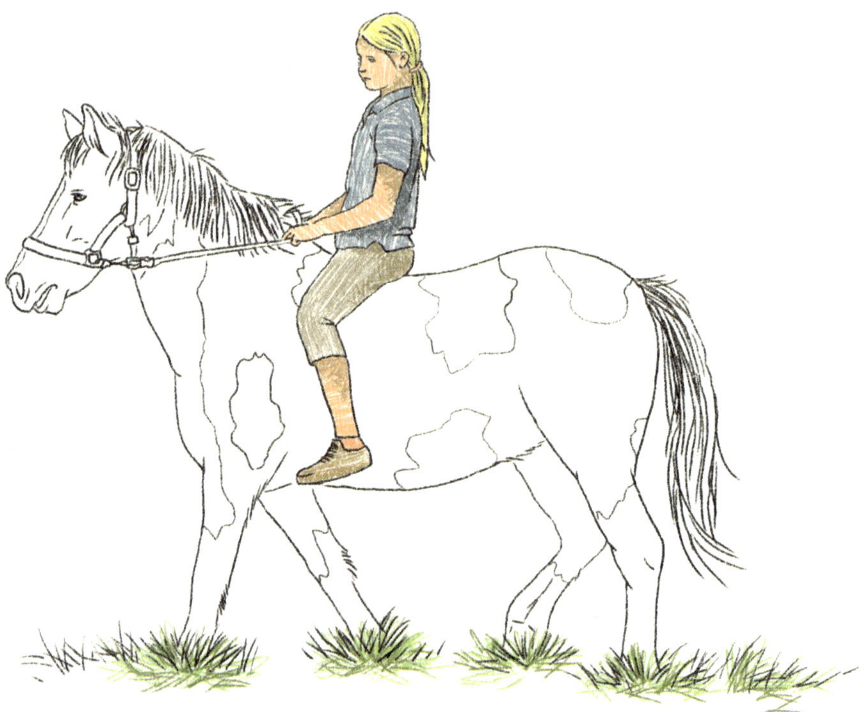

Auch die Ponys kamen nicht zu kurz. Sie tranken am Brunnentrog kühles Wasser und kauten genüsslich die Apfelstücke, die ihnen die Kinder hinstreckten.

Frisch gestärkt konnte es dann weitergehen. Auf der anderen Seite des Hügels führte der Weg durch einen Weinberg hinab in die Ebene.

„Jetzt müssen wir uns links halten", meinte Nadja.

„Gut, dass du dich auskennst", erwiderte Lisa, „ich hätte mich schon längst verirrt."

„Die Ponys würden den Weg auch alleine finden", sagte Nadja, „die kennen die Tour schon in- und auswendig!"

„Trotzdem verlasse ich mich lieber auf dich", lachte Lisa.

Nach einer Weile tauchten am Horizont die Türme der Stadt auf. Auf beiden Seiten des Weges war Weidegelände, auf dem einige Tiere grasten. Dic Mädchen sahen Kühe und Pferde, eine Schafherde und ein paar Ziegen. Lisa genoss die Aussicht. Seit einiger Zeit lebte sie zwar in der Stadt, aber ein paar hundert Meter weiter begann bereits die ländliche Gegend.

Sie atmete tief durch.

Plötzlich vernahm sie hinter sich ein seltsames Getrappel. Sie sah sich um und glaubte ihren Augen nicht zu trauen.

„Nadja, schau doch mal, hinter mir läuft ein Pony!", rief sie.

„Für einen Aprilscherz ist es schon zu spät!", kam es zurück.

„Nee, echt, da ist wirklich ein Pony!", sagte Lisa.

Nadja drehte sich um. Tatsächlich! Da trabte wirklich ein Pony! Sie stieg ab.

„Na, wo kommst du denn her?“, fragte sie und streichelte das Tier.

Dann führte sie das Pony ein Stück zurück und gab ihm einen Klaps auf den Hintern.

„Los, lauf zurück!“, rief sie dabei.

Doch sie hatte keine Chance. Das Pony hatte andere Absichten. Es lief den Mädchen weiter hinterher.

Nadjas Opa wunderte sich nicht, als die Kinder mit einem Pony zu viel ankamen. Er kannte das Tier.

„Das ist Flamme, die gehört dem Hardthofbauer, die büxt ab und zu mal aus!“, lachte er.

Als Lisa mit der Straßenbahn heimfuhr, musste sie an Flamme denken.

„Wann sie wohl wieder ausbüxt?“ Lisa lächelte.

Kommt ein Vogel geflogen

Thomas Semmelmaier und Robert Petermann waren auf dem Heimweg. Die beiden Buben kamen vom Fußballtraining und kickten einen Tannenzapfen vor sich her. Der Tannenzapfen hatte unter einem Baum gelegen. Jetzt ersetzte er den Ball, mit dem sie im Verein das Dribbeln und Abspielen geübt hatten.

Einige Leute, denen sie begegneten, lächelten. Wahrscheinlich hätten sie gern mitgespielt. Andere schüttelten ärgerlich den Kopf.

Plötzlich hielten die Buben inne.

„Was war denn das?“, fragten sie verdutzt.

Direkt vor ihnen war ein Vogel vorbeigeflattert. Keinen, den Thomas sofort erkannte! Dabei war er in der Vogelkunde gut bewandert. Biologie war neben Musik und Sport sein Lieblingsfach!

Roberts Blick wanderte zum nächsten Baum, auf dem sich das seltsame Exemplar niedergelassen hatte.

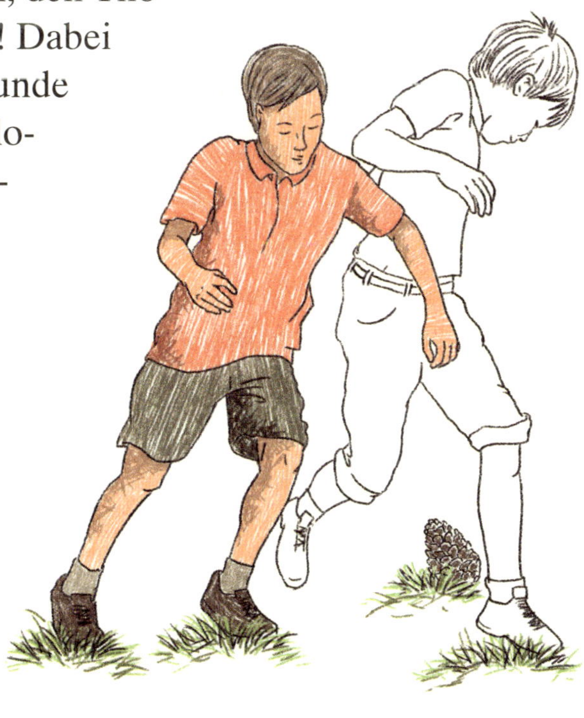

„Na, was hat denn dich hierher

verschlagen?“, fragte er den kleinen Piepmatz, der aufgeregt in den Zweigen umherhüpfte.

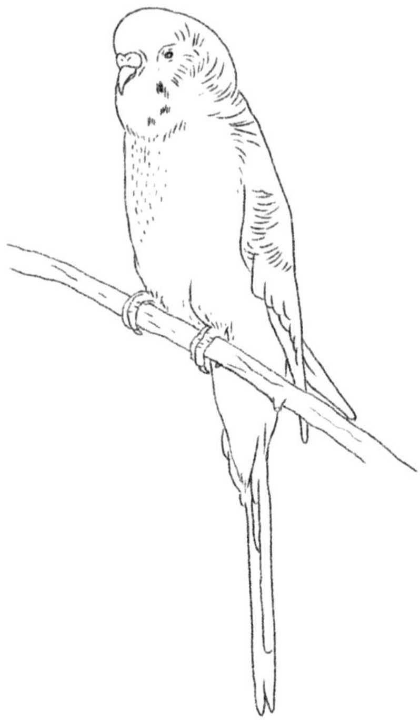

Nach genauerer Betrachtung hatte Thomas das exotisch aussehende Tier der Gattung der Sittiche, genauer der Wellensittiche, zugeordnet.

Für die Buben war klar: Der Vogel war aus einem Käfig ausgebüxt. Aber so verlockend die Freiheit für den kleinen Kerl auch schien, am Ende würde er sie sicher auch mit dem Tod bezahlen müssen. Keine passende Nahrung! Kein Schutz vor überall lauernden Gefahren!

„Den müssen wir einfangen“, meinte Thomas.

„Ich hole eine Leiter und meine Schwester Lisa“, sagte Robert und lief los.

Zum Glück war eine Leiter im Haus. Robert nahm vorsorglich ein Netz mit. Lisa packte etwas Vogelfutter ein, das noch vom letzten Winter übrig war.

„Na, dann wollen wir mal sehen, ob wir Erfolg haben!“, lachte Robert.

„Natürlich fangen wir uns den Ausreißer!“, behauptete Lisa.

„Auf in den Kampf, Torero!“, sang Thomas siegessicher, als er die Sprossen hinaufkletterte.

Doch die Sache war nicht so einfach, wie die Kinder geglaubt hatten. Kaum war der Vogel in Reichweite, flatterte er auch schon weiter.

Das war ein Schauspiel! Leiter anlegen, hochklettern, Vogel weg! Nächster Baum! Wieder das gleiche Spiel! Und Bäume hatte die Allee genug. Wenn der bunte Exot mal sitzen blieb, flatterte er spätestens dann davon, wenn man nach ihm griff.

„So hat das keinen Wert“, stellte Thomas fest.

„Soll er halt sehen, wie er zurechtkommt“, meinte Robert. „Ich muss es mir doch nicht mit ansehen, wie sich die Leute über uns lustig machen!“

Tatsächlich waren bereits einige Passanten stehen geblieben. Sie amüsierten sich köstlich über die vergeblichen Versuche der Kinder.

Plötzlich tauchte eine ältere Dame auf. Schon von Weitem war ihr lautes Jammern und Wehklagen zu vernehmen.

„Wo bist du denn, du kleiner Ausreißer?“, war zu hören.

Und dann: „Hansilein, mein Liebling, was tust du mir an?“

Es war Olga Harrischka, die in der blauen Villa am Ende der Straße wohnte. Die ältere Dame gab Klavierunterricht. Früher soll sie mal eine bekannte Pianistin gewesen sein, hieß es. Jetzt war sie den Tränen nahe. Mit wehenden Haaren eilte sie herbei und beklagte den herben Verlust ihres zwitschernden Freundes.

„Wir brauchen den Käfig des Vogels“, sagte Thomas.

Er hatte einmal gelesen, dass man einen entflogenen Wellensittich mit dem Geläut des Glöckchens im Käfig überlisten könne.

Der Käfig wurde geholt. Das Experiment konnte beginnen. Thomas kletterte mit dem Gehäuse die Leiter hoch. Dabei läutete das Glöckchen darin. Und man sollte es kaum glauben, der Vogel stutzte, flatterte herbei und landete im Käfig.

Thomas brauchte nur noch das Türchen zu schließen.

Ich und du, Bäckers Kuh

Wenn es Herbst wurde und die Ernte eingebracht war, gab es auf dem Schäferhof ein Fest. Das war schon immer so. Die Leute von den Nachbarhöfen wurden dazu eingeladen. Und natürlich die ganze Familie, auch die Kinder und Enkel, die jetzt in der Stadt wohnten. Die Petermanns freuten sich das ganze Jahr darauf.

Sie reisten immer einen Tag vorher an und halfen bei den Vorbereitungen. Das Backhaus musste für das Holzofenbrot geheizt werden. Riesige Mengen Hefeteig für die vielen Brote und Zwiebelkuchen galt es zu kneten. Beim Zwiebelnschälen flossen einige Tränen. Aber die Arbeit lohnte sich!

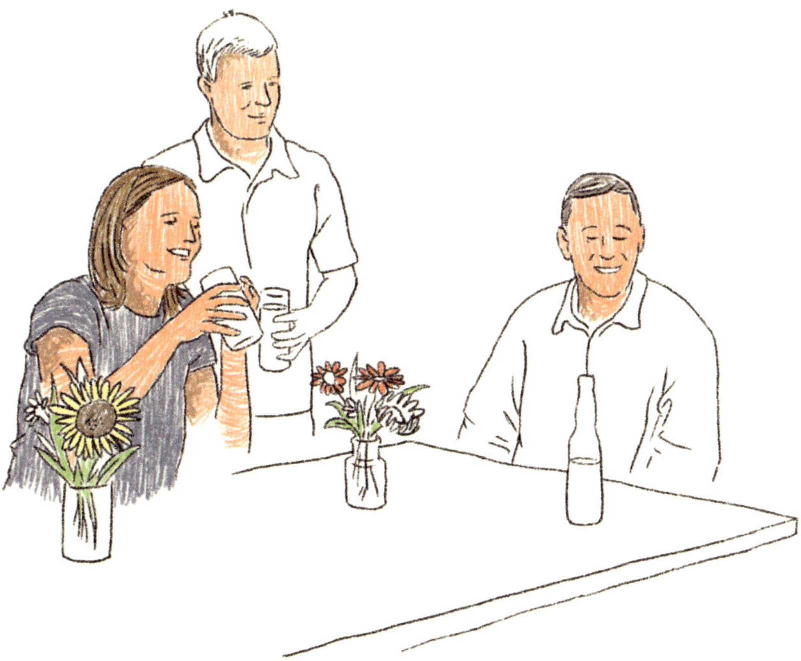

Beim Fest gab es lauter Köstlichkeiten: Omas berühmte Zwiebelkuchen mit reichlich Speck darauf, Opas Speck- und Schmalzbrote, frische Esskastanien und dazu neuen Wein oder frisch gepressten Trauben- und Apfelsaft.

Die Enkelkinder Robert und Lisa hatten bei der herbstlichen Dekoration fleißig mitgeholfen. Überall standen ausgehöhlte Kürbisse mit lustigen Gesichtern. Wenn abends die Lichter darin angezündet wurden, sahen sie richtig gespenstisch aus!

„In meiner Jugendzeit hatten wir noch keine Kürbisse beim Fest", sagte Oma Petermann.

„Damals machten im Herbst alle Kinder auf dem Land Rübengeister", fügte sie hinzu.

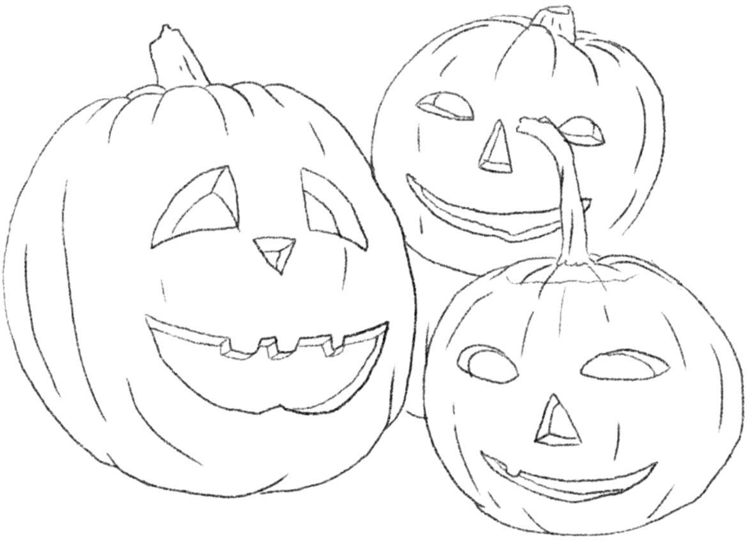

„Rübengeister?“, wunderte sich Lisa.

„Was ist denn das?“, wollte Robert wissen.

Jetzt war Opa Petermann in seinem Element. Von früher wusste er viel zu erzählen.

„Damals wuchsen auf den Feldern noch Futterrüben“, begann er, „Futter für das Vieh im Winter. Bei uns hießen sie Dickrüben, andere kannten sie auch als Runkelrüben. Im Herbst machten wir Kinder Rübengeister daraus. Wie jetzt die Kürbisse wurden sie ausgehöhlt und mit Gesichtern versehen.“

„Mit den beleuchteten Rübengeistern wanderten wir dann von Haus zu Haus oder Hof zu Hof“, ergänzte Oma.

„Und nachts stellten wir sie vor die Tür“, lachte Opa, „das sah richtig schaurig aus!“

„Das Licht flackerte schummrig, fast gruselig!“, erinnerte sich Oma.

„Ihr müsst wissen, dass es damals im Dorf nur wenige Straßenlampen gab“, erklärte Opa, „da schimmerten die Rübengeister gespenstisch.“

Robert und Lisa versuchten sich das vorzustellen.

„Bestimmt war das toll für euch!“, seufzte Lisa.

Bald war das Fest in vollem Gange. Die Gäste saßen an langen Tischen auf den Bänken und griffen tüchtig zu. Und wenn der Mund mal leer war, wurde eifrig erzählt und gelacht.

„Vergesset auch das Trinken nicht!“, sang Alfred immer wieder und nahm dann einen kräftigen Schluck aus seinem Glas.

Alfred war ein lediger Bauer von einem Nachbarhof. Beim Essen und Trinken konnte er tüchtig zulangen.

„Wollt ihr nicht Verstecken spielen?“, fragte Oma später, als sie merkte, dass sich ein paar Kinder langweilten.

„Das haben wir früher auch oft gespielt“, erinnerte sich Opa.

Oma fiel ein Abzählvers ein: „Ich und du, Bäckers Kuh, Müllers Esel, der bist du!“

„Und dann ging's weiter: Der bist du noch lange nicht, sag mir erst, wie alt du bist!“, fuhr Opa fort.

Und plötzlich war ein munteres Gespräch im Gange. Jeder konnte sich an irgendeinen Vers aus seiner Kindheit erinnern, mit dem damals abgezählt wurde.

„Eins, zwei, drei, vier Eckstein, alles muss versteckt sein …“

„Eins, zwei, drei, vier, fünf, strick mir ein Paar Strümpf' …“

„Ein Elefant aus Sachsenhausen ließ einen Furz durchs Telefon sausen …“, steuerte Alfred bei.

„Du brauchst uns das aber nicht vorzumachen!“, lachte Oma.

„Ich bin ja auch kein Elefant“, wehrte sich Alfred und grinste.

Dann nahm er einen Schluck. Einen kräftigen Rülpser konnte er sich danach nicht verkneifen!

Die Überraschung

Lisa und Robert Petermann waren Zwillinge. In diesem Jahr fiel ihr Geburtstag ausgerechnet auf Ostern.

„Dann bringt eben der Osterhase die Geburtstagsgeschenke“, sagte Lisa.

Beide hatten sich neue Fahrräder gewünscht. Wenn die Eltern und Großeltern zusammenlegten, könnte es damit klappen, hatten sie sich ausgerechnet. Zu Ostern selbst gab es bei den Petermanns nie große Geschenke.

„Ein Osterhase, buntgefärbte Eier und ein paar Süßigkeiten müssen genügen“, war Frau Petermanns Ansicht.

Meistens bekamen die Kinder noch ein Spiel oder eine andere Kleinigkeit dazu.

„Der Thomas nebenan bekommt aber viel mehr“, hatte Robert einmal gemault.

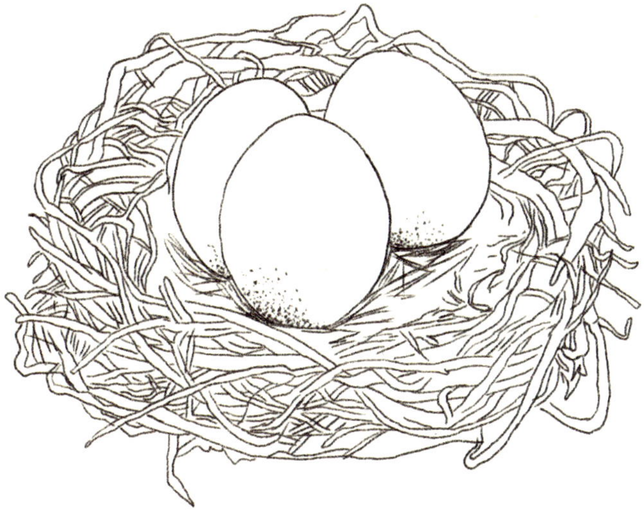

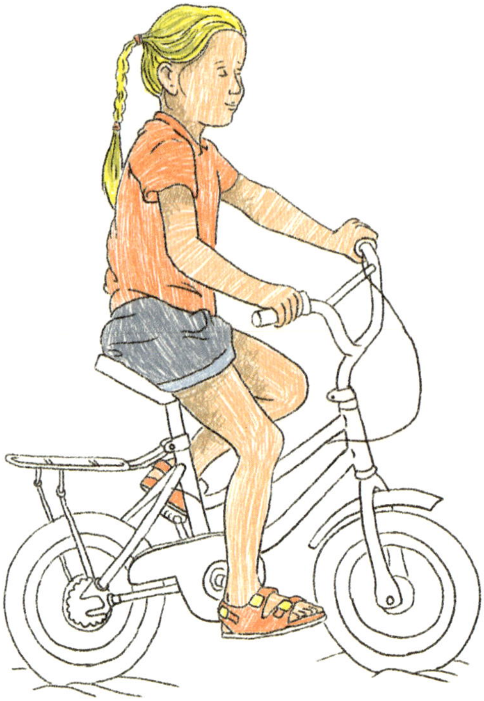

Doch die Petermanns blieben ihren Grundsätzen treu. Die Kinder bekamen das ganze Jahr über genug und an Weihnachten sowieso. Da musste es nicht auch Ostern noch Geschenke hageln. Mit der Zeit sahen die Zwillinge das auch ein.

Aber in diesem Jahr war das anders, da hatten sie Geburtstag. Und dann gab es immer etwas Besonders! Ob das mit den Fahrrädern klappte?

Ostern kam. Die Petermanns hatten abgemacht, das Osterfest am Vormittag und den Geburtstag am Nachmittag zu feiern. Zum Glück schneite es in diesem Jahr nicht! Voriges Jahr hatten sie die Ostereier im Schnee suchen müssen. Sie wurden immer im Vorgarten versteckt.

Am Nachmittag wurde es so warm, dass sie die Kaffeetafel im Freien aufbauen konnten. Die Kinder hatten sich eine Ananas-Sahne-Torte gewünscht. Und dann durften sie ihre Geschenke auspacken. Fahrräder waren nicht dabei.

Doch bevor die Enttäuschung zu groß wurde, kam Herr Petermann mit zwei nagelneuen Exemplaren um die Ecke. Er hatte sich unbemerkt davongeschlichen.

Jetzt waren die Zwillinge glücklich. Schade nur, dass Herr Bockelmann nicht gekommen war, dachte Lisa. Er wohnte im gleichen Haus und hatte auch einen Teil zu den Rädern beigesteuert. Am Morgen war er weggegangen, obwohl er die Einladung angenommen hatte. Er hatte sich allerdings eine besondere Überraschung ausgedacht, von der die Zwillinge natürlich nichts wissen konnten!

Am Schluss der Bescherung überreichte Frau Petermann ihren Kindern ein Kuvert. Lisa öffnete es.

„Lies vor!“, sagte Robert gespannt.

„Einladung zu einer besonderen Überraschung für die Zwillinge Lisa und Robert und ihre Geburtstagsgäste um 17 Uhr im Garten der blauen Villa“, las Lisa vor.

„Die blaue Villa? Da wohnt doch die Olga Harrischka, die früher mal Pianistin war“, meinte Robert.

„Deren Vogel wir eingefangen haben, als er entflogen war“, erinnerte sich Lisa.

Und was für eine Überraschung sie erwartete! Im Garten der Villa war ein großes Zeltdach gespannt. Eine Bühne war aufgebaut, auf der ein Konzertflügel stand. Davor geschmückte Tische und gepolsterte Stühle.

Und dann erschienen sie Hand in Hand: Olga Harrischka im langen Kleid und Heinrich Bockelmann im Anzug und mit einem eleganten Schal um den Hals.

Zur Feier des Tages trug er ein paar lustige Ringelnatz-Gedichte vor. Das mit den zwei Ameisen, die nach Australien reisen wollten und denen in Altona auf der Chaussee die Beine wehtaten, gefiel den Zwillingen am besten. Und die Gastgeberin ließ erahnen, welch große Künstlerin sie einmal gewesen war. Jedenfalls hatte sie auf ihrem Konzertflügel noch nichts verlernt!

Es war für alle ein unvergessliches Erlebnis. Und als Zugabe wartete noch ein üppiges Büffet auf die ganze Gesellschaft.